Schlaganfall

Vorbeugen und richtig behandeln

gesundheit aktuell

Dr. med. Thomas Treig

compact

Bisher sind in dieser Reihe u. a. erschienen:

- Gesund abnehmen
- Bluthochdruck
- Stress bewältigen
- Schlafstörungen
- Migräne
- Erhöhter Cholesterinspiegel
- Herzinfarkt
- Diabetes mellitus

Der Autor
Dr. med. Thomas Treig: Facharzt für Neurologie, Psychiatrie und Psychotherapie. Leitung der Klinik für Neurologische Rehabilitation Deggendorf, Ärztlicher Direktor des Neurologischen Rehabilitationszentrums Greifswald, Ärztlicher Direktor der Schwarzwaldkliniken Bad Krozingen und Honorarprofessor an der Universität Greifswald. Seine Arbeitsschwerpunkte sind die Schlaganfallrehabilitation, kognitive Neurologie, Bewegungsstörungen und Epilepsie.

Chefredaktion: Dr. Angela Sendlinger
Redaktion: Uta Lux
Produktion: Wolfram Friedrich
Titelabbildungen: ifa Bilderteam u., djd/Verlag Peter Jentschura (o. 1. v. li.), Klosterfrau Gesundheitsdienst (o. 2. v. li.)
Typografischer Entwurf: Axel Ganguin
Umschlaggestaltung: Axel Ganguin

ISBN 978-3-8174-6141-7
5461411

Besuchen Sie uns im Internet: www.compactverlag.de

Vorwort

Sozialer Wohlstand, moderne Technik und die Fortschritte der Medizin haben den Gesundheitszustand der Bevölkerung spürbar verbessert und ermöglichen ein längeres Leben mit weniger gesundheitlichen Beeinträchtigungen. Es wird aber auch immer deutlicher, welch großen Einfluss jeder Einzelne selbst auf seine Gesundheit oder auf den Verlauf einer Krankheit hat. Regelmäßige Bewegung, gesunde und ausgewogene Ernährung, eine nikotinfreie Lebensweise und die aktive Bewältigung von Stress halten gesund oder unterstützen zumindest dort, wo die Gesundheit bereits angeschlagen ist. Häufig bieten auch Selbsthilfegruppen Unterstützung, deren Arbeit wiederum aktiv von der BKK gefördert wird.

Nicht immer sind wir uns dieser Einflussmöglichkeiten bewusst. Gesundes Verhalten wirkt – ebenso wie gesundheitsschädliches Verhalten – oft erst zeitverzögert. Ein gesunder Lebensstil wird daher (leider) häufig dann erst zum Thema, wenn Beschwerden oder Erkrankungen die Betroffenen wach gerüttelt haben. Aber auch dann gibt es noch Chancen: Bewegung, gesunde Ernährung und Entspannung stärken Ihre Gesundheit und verbessern Ihr Wohlbefinden in jedem Lebensabschnitt, in jeder Lebenssituation. Oft sind es ganz einfache Veränderungen im Alltag, die schon Verbesserungen bringen, ohne mit größeren Kosten oder Mühen verbunden zu sein.
Die BKK hat dies schon lange erkannt und sich in allen Lebenswelten – bei der Arbeit wie in der Freizeit – als engagierter Vorreiter für Gesundheitsförderung und Prävention etabliert. Krankheiten vorzubeugen, wo immer es geht, ist eines ihrer vordringlichsten Ziele. Im Falle einer Krankheit bietet die BKK ihren Versicherten deshalb über die qualitätsgesicherte Versorgung hinaus Hilfen an, um durch Veränderungen des eigenen Lebensstils gesundheitliche Einschränkungen zu vermindern und ein möglichst unbelastetes Leben führen zu können. Einen Beitrag hierzu liefert auch die vorliegende Ausgabe des Buchs „Schlaganfall – Vorbeugen und richtig behandeln". Details zu weiteren Angeboten erhalten Sie bei Ihrem Ansprechpartner in einer der rund 200 Betriebskrankenkassen in Deutschland oder im Internet auf der Homepage des BKK Bundesverbands unter der Adresse www.bkk.de.

K.-Dieter Voß
BKK Bundesverband
Mitglied des Vorstands

Ein Schlaganfall ist kein unausweichliches Schicksal!

Das menschliche Gehirn steuert Emotionen, nimmt Kontakt zur Außenwelt auf und kontrolliert körperliche Abläufe – mit all diesen Funktionen spielt es in unserem Leben eine zentrale Rolle. Wird das Gehirn geschädigt, kann dies zu schwerwiegenden Veränderungen und Beeinträchtigungen aller körperlichen und geistigen Fähigkeiten führen.

Ein Schlaganfall (Hirninfarkt oder Hirnblutung) ist ein lebensbedrohliches Ereignis, bei dem es zu einer plötzlichen Durchblutungsstörung oder Blutung im Gehirn kommt – mit häufig fatalen und manchmal auch unwiderruflichen Folgen für den Betroffenen.
Ein Schlaganfall tritt in der Regel aber nicht ohne vorherige Ankündigung auf, auch wenn viele Menschen das Gefühl haben, dass sie aus heiterem Himmel davon getroffen wurden.
Zurückzuführen ist dies auf die Tatsache, dass die bei vielen auftretenden Warnzeichen, auch transitorische ischämische Attacken genannt, aufgrund fehlender Schmerzen häufig fehlgedeutet oder nicht ernst genommen werden.
Schnelles Handeln kann jedoch entscheidend sein für die weitere Gesundheit! Denn ein Schlaganfall ist ein medizinischer Notfall und bei Erkennen der Warnsymptome gilt immer: Zeit ist Gehirn. Deshalb muss gleich der Notarzt verständigt und der Betroffene so schnell wie möglich in eine Klinik (am besten mit Schlaganfallstation) gebracht werden.

Beugen Sie aktiv vor!

Ein Schlaganfall kann lebensbedrohliche Folgen haben trotz sofort eingeleiteter Therapiemaßnahmen. Aus diesem Grund ist es nicht nur wichtig, auf Warnsignale des Körpers zu hören und bei einem Schlaganfall schnell zu handeln – vielmehr sollte versucht werden, dieses gefährliche Krankheitsereignis ganz zu vermeiden. So kann mit einigen wenigen, einfach zu verwirklichenden Maßnahmen ein Großteil der Schlaganfälle verhindert werden!

Um dieser Krankheit möglichst vorzubeugen, ist ein gesunder Lebensstil besonders wichtig. Auf diese Weise können die Risikofaktoren Bluthochdruck, Diabetes mellitus und erhöhter Cholesterinspiegel – neben der Behandlung mit Medikamenten – auch durch eine Änderung des Lebensstils positiv beeinflusst werden.

Ernähren Sie sich ausgewogen und essen Sie häufig frisches Obst und Gemüse. Achten Sie außerdem auf eine möglichst fettarme Zubereitung der Speisen, denn Übergewicht ist ein häufiger Risikofaktor für Schlaganfall.
Zu der Lebensumstellung gehört auch ausreichend körperliche Bewegung – denn Sport tut Körper und Seele gut und hat deshalb eine vorbeugende Wirkung! Mit Entspannungstechniken können Sie Stress und Ärger, die häufig Ursache für einen erhöhten Blutdruck sind, erfolgreich bekämpfen.

Die Genussgifte Tabak und Alkohol sind neben einer überhöhten Menge an Cholesterin im Blut meist mitverantwortlich für das Entstehen einer Arteriosklerose, einem Hauptverursacher von Durchblutungsstörungen. Deshalb sollten Sie auch auf Rauchen und einen übermäßigen Alkoholkonsum möglichst verzichten.

Schritt für Schritt zur Gesundheit

Nach einem Schlaganfall haben Betroffene oft große Schwierigkeiten, wieder in den Alltag zurückzufinden, vor allem natürlich, wenn schwerwiegende Behinderungen bleiben.

Es ist deshalb von grundlegender Bedeutung, so schnell wie möglich mit der Rehabilitation zu beginnen. Denn durch frühzeitige Maßnahmen werden Schädigungen, die nach einem Schlaganfall auftreten können, häufig wieder behoben. Betroffene sind außerdem meist in der Lage, mithilfe therapeutischer Maßnahmen verloren geglaubte Fähigkeiten wiederzuerlernen.

Der letztendliche Erfolg der Rehabilitation ist zum einen natürlich von der Arbeit der Ärzte und Therapeuten und den zur Verfügung stehenden Räumlichkeiten und Hilfsmitteln abhängig.
Zum anderen spielt aber vor allem auch die aktive Beteiligung des Betroffenen eine wichtige Rolle: Eine engagierte und bereitwillige Mitarbeit kann entscheidend zur Behebung der durch den Schlaganfall aufgetretenen Schädigungen beitragen.

Werden Sie deshalb zu einem tatkräftigen Teilnehmer und Mitverantwortlichen der Rehabilitationstherapie, denn der persönliche Wille und die eigene Motivation, mit aller Kraft für seine Gesundheit zu arbeiten, ist ein zentraler Bestandteil der Behandlung.
Auch Angehörige haben eine wichtige Aufgabe zu erfüllen, denn durch ihre Unterstützung und Hilfe wird der Betroffene in seinen Bemühungen bestärkt, was wiederum zu einer schnelleren Genesung führen kann.

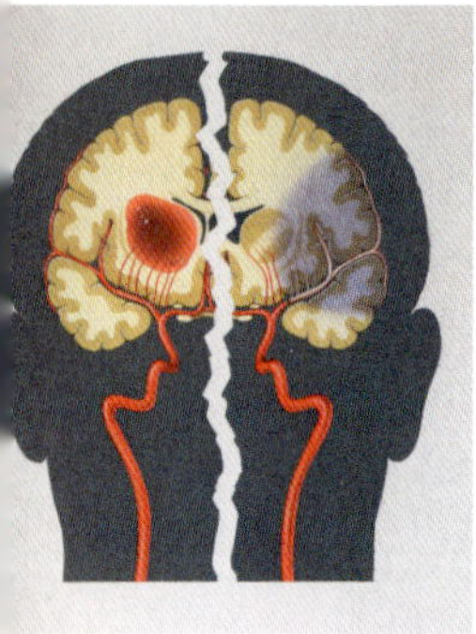

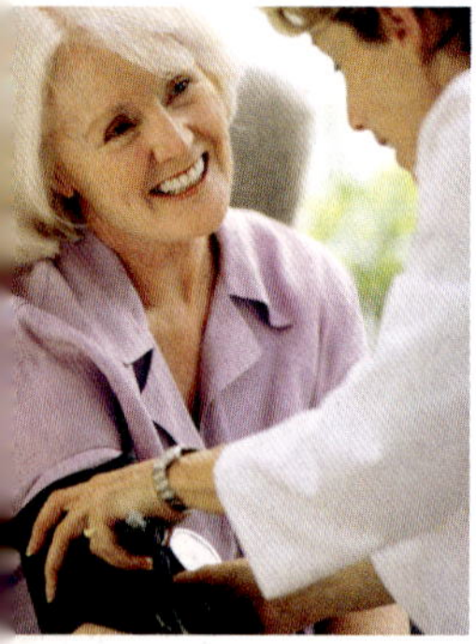

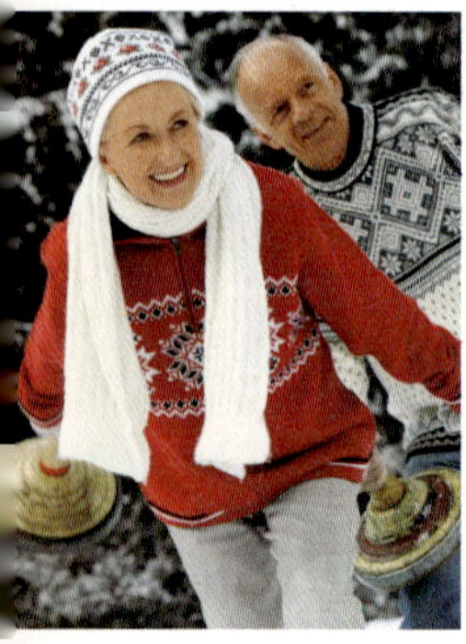

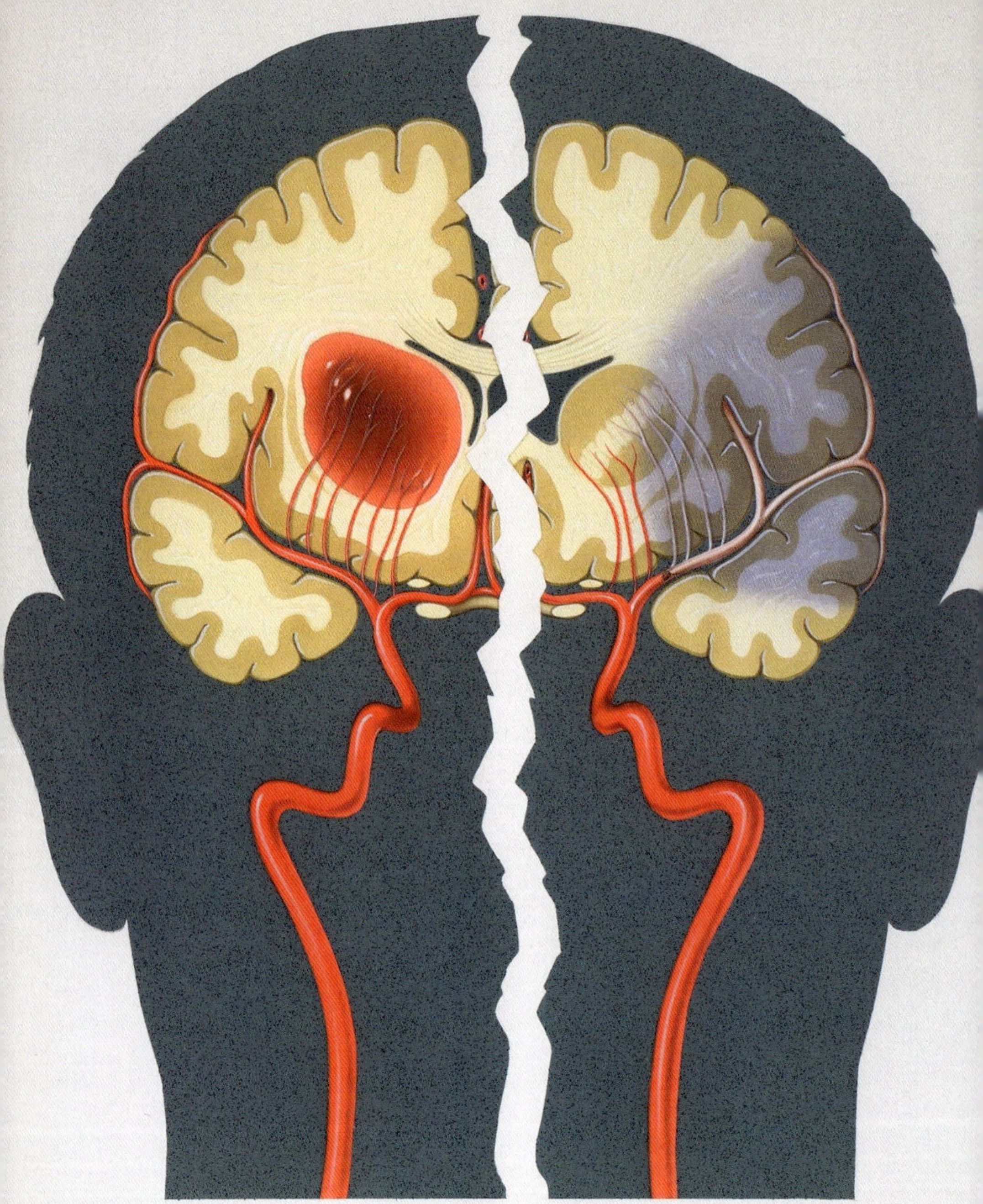

Das Krankheitsbild

Schlaganfälle sind plötzlich einsetzende Funktionsstörungen des Gehirns. Sie werden hervorgerufen durch eine Unterbrechung der Hirndurchblutung oder durch eine Blutung in das Gehirn. Bei der Behandlung dieses häufig auftretenden Krankheitsbilds wurden in den letzten Jahren große Fortschritte gemacht.

Um die Ursachen, das Entstehen und die Folgen eines Schlaganfalls besser zu verstehen, ist es wichtig, die Vorgänge im Körper und die anatomischen Grundlagen zu kennen. Hierzu gehört sowohl das Wissen über das Organ Gehirn mit all seinen Teilen und Funktionen als auch das Verständnis über die Abläufe im Blutkreislauf, der eine wichtige Rolle bei diesem Krankheitsbild spielt.

Was ist ein Schlaganfall?

Das Gehirn ist die zentrale Schaltstelle des Menschen. Hier laufen nicht nur alle Eindrücke zusammen, die aus unserer Umwelt auf uns einströmen, auch aus unserem eigenen Körper gehen ständig Botschaften ein. All diese Informationen werden gefiltert, verarbeitet und für unterschiedlich lange Zeit gespeichert. Mithilfe dieses Organs treten wir mit der Umwelt in Kontakt und hier entsteht unser Bild von der Welt.

Das Gehirn ist der Ort für Wahrnehmung, Denken, Gedächtnis und Gefühle. Ohne Gehirn können wir nicht existieren.

Durchblutungsstörungen oder Blutung im Gehirn

Störungen der Durchblutung im Gehirn bzw. Blutungen in und um das Gehirn können – wenn sie länger andauern – schwere Folgen haben und zu einem Ausfall der Funktionen von Gehirnzellen sowie zu deren Absterben führen.

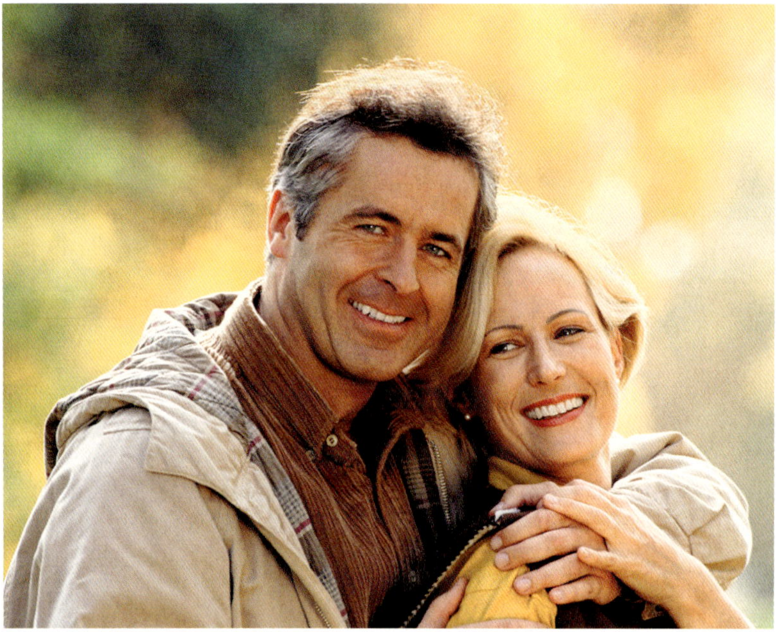

Nicht nur ältere Menschen sind von Schlaganfällen betroffen.

Fatalerweise können sich die Nervenzellen im Gehirn nur in sehr beschränktem Ausmaß erholen oder neu bilden, sodass immer versucht werden muss, so viele Zellen wie möglich zu retten.
Der Schlaganfall, auch Apoplex (griechisch = Schlag) oder Hirninsult genannt, ist eine plötzlich oder schlagartig einsetzende Störung der Hirnfunktion.
Ursache für diese gefährlichen Ausfallerscheinungen können zum einen eine Durchblutungsstörung, zum anderen eine Blutung in das Hirngewebe aus einer geplatzten Arterie sein.
Im Fall einer verminderten Durchblutung sprechen die Ärzte von einem Hirninfarkt (siehe Seite 25 ff.), im Fall einer Blutung in das Hirngewebe von einer Hirnblutung (siehe Seite 32 f.).

Definition Schlaganfall

Der Schlaganfall ist ein plötzlich einsetzender Ausfall von Teilen des Gehirns, der sich durch verschiedene Symptome bemerkbar machen kann. Die Symptome können vorübergehend oder bleibend sein!

Die häufigste Ursache für einen Schlaganfall sind verschlossene Hirnarterien. Im zweiten Kapitel (ab Seite 25) wird auf die verschiedenen Ursachen eines Schlaganfalls noch genauer eingegangen.

Häufigkeit von Schlaganfällen

Pro Jahr treten in Deutschland etwa 180 erste Schlaganfälle pro 100.000 Einwohner auf. Dies bedeutet 147.000 neue Schlaganfälle pro Jahr (in Österreich ca. 14.000 pro Jahr, in der Schweiz ca. 12.000 pro Jahr). Insgesamt leben in Deutschland nach Schätzungen ca. 940.000 Menschen mit einem Schlaganfall. Glücklicherweise sind nicht alle Schlaganfälle schwere Schlaganfälle, und nur ein Teil der Betroffenen trägt langfristig schwere Behinderungen davon oder stirbt an den Folgen.

In den letzten beiden Jahrzehnten ist die Sterblichkeit und die Häufigkeit von Schlaganfällen in den westlichen Gesellschaften zurückgegangen. Diese positive Entwicklung ist auf mehrere Faktoren zurückzuführen:

- Die akutmedizinische Versorgung hat sich verbessert durch die intensive Erforschung der Ursachen und die Entwicklung neuer Medikamente und Therapieverfahren.
- Das Gesundheitsbewusstsein in der Bevölkerung hat sich verbessert. Dies beinhaltet vor allem die Ernährung und die Einstellung zum Sport.
- Die Rehabilitation nach einem Schlaganfall ist effektiver geworden.

Das Leben nach einem Schlaganfall kann sich in vier Richtungen entwickeln:

- Etwa 40 Prozent der Betroffenen erreichen wieder nahezu den vollen Gesundheitszustand, der vor der Krankheit bestand.
- 25 Prozent der Betroffenen können mit leichten Behinderungen im Alltag weiterleben.
- 20 Prozent der Betroffenen sind schwerbehindert und auf massive Fremdhilfe angewiesen.
- 15 Prozent der Betroffenen sterben.

Von all diesen Menschen erleiden im ersten Jahr nach dem Schlaganfall noch einmal bis zu 15 Prozent einen weiteren Schlaganfall. Der Schlaganfall kann Personen jeder Altersgruppe treffen, auch Kinder können einen Schlaganfall erleiden. Die meisten Betroffenen sind aber ältere Menschen über 60 Jahre.

Im Folgenden werden zunächst Aufbau und Funktionen des Gehirns, der Blutkreislauf sowie die Blutversorgung des Gehirns und die wichtigsten Folgen von Durchblutungsstörungen dargestellt. Denn nur mit der Kenntnis der anatomischen Voraussetzungen und Abläufe können Ursachen und Risikofaktoren verstanden und konsequent behandelt werden.

Der Schlaganfall ist neben Herz- und Krebserkrankungen eine der Hauptursachen für Todesfälle in den Industrieländern.

Das menschliche Gehirn

Das Gehirn ist ein Wunder der Natur.

Das menschliche Gehirn ist dem aller anderen Lebewesen haushoch überlegen. Seine enormen Möglichkeiten sind durch die unvorstellbar große Zahl von über einer Billiarde (10.000.000.000.000.000 oder 10^{15}) Nervenzellen bedingt.
Die Nervenzellen werden von etwa genauso vielen Stütz-, Ernährungs- und Abwehrzellen umgeben. Die Stütz- und Ernährungszellen stellen das Gerüst für die eigentlichen Nervenzellen dar. Sie produzieren die Isolationsschichten um die Nervenzellausläufer (das sogenannte Myelin), sind am Aufbau der Blut-Hirn-Schranke beteiligt und spielen eine wichtige Rolle bei der Ernährung der Nervenzellen.
Die Blut-Hirn-Schranke schottet das Gehirn komplett von der Außenwelt ab, damit keine Krankheitserreger eindringen können. Diese fänden im Gehirn aufgrund des reichen Nährstoffangebots ein ideales Umfeld für ihre Ausbreitung, was in der Folge zu einer Hirnhaut- oder Hirnentzündung führen kann.
Daneben gibt es im Hirn ansässige Abwehrzellen, die abgestorbene Zellen aufnehmen und abbauen.

Die Arbeit der Nervenzellen erfordert eine ununterbrochene Zufuhr von Sauerstoff und Zucker, da das Gehirn keine Energie in Form von Fett speichern kann. So verbraucht das Gehirn bei nur zwei Prozent des Körpergewichts etwa 25 Prozent des Blutzuckers im Körper. Außerdem ist das Gehirn von allen Organen des Menschen in Bezug auf sein Gewicht am besten durchblutet.

Das Gehirn steuert bewusst und unbewusst alle unsere Handlungen. Ort der dafür verantwortlichen Prozesse sind unterschiedlich gegliederte Teile des Gehirns, die sowohl an seiner Oberfläche liegen als auch in großen Teilen in seiner Tiefe verborgen sind.

Aufbau des Gehirns

Das Gehirn wird durch die Schädelknochen vor Verletzungen geschützt. Es ist von Hirnhäuten ummantelt, die es gleichzeitig mit dem Schädel verbinden. Zwischen der inneren und mittleren Hirnhaut befindet sich das Nervenwasser, welches das Gehirn abfedert und so ebenfalls vor Stößen und Schlägen schützt.

Das Gehirn besteht aus folgenden Teilen: dem Großhirn, dem Zwischenhirn, dem Hirnstamm, dem Kleinhirn sowie dem verlängerten Rückenmark und dem Rückenmark.

Zentralnervensystem und peripheres Nervensystem

Das Zentralnervensystem besteht aus dem Gehirn mit all seinen Teilen und dem Rückenmark. Es wird von drei Hirnhäuten umschlossen und vom sogenannten Nervenwasser (Liquor) umgeben.
Das periphere Nervensystem umfasst alle Hirnnerven und alle Nerven zu den Muskeln und inneren Organen, also all diejenigen Regionen, die nicht zum Zentralnervensystem gehören.

Die peripheren Nerven leiten Sinnesinformationen von der Haut und den Gelenken zum Zentralnervensystem und dienen vor allem der Fortleitung von Nervenimpulsen aus dem Gehirn zum Umsetzen von Bewegungsabsichten. So steuert das Gehirn z. B. die Hand beim Lenken des Autos oder das reflexhafte Blinzeln der Augen, wenn sich beispielsweise ein Gegenstand schnell in Gesichtsnähe bewegt.

Der bewusst steuerbare Teil des Nervensystems, mit dem Kontakt zur Außenwelt aufgenommen wird, heißt auch somatisches oder willkürliches (den Körper betreffend, lateinisch soma = Körper) Nervensystem.

Vegetatives Nervensystem

Das vegetative (oder unwillkürliche) Nervensystem besteht sowohl aus Teilen des Zentralnervensystems als auch aus Teilen des peripheren Nervensystems. Mit seiner Hilfe werden alle inneren Funktionen gesteuert. Dazu gehören alle Drüsen (Harnwege, Tränendrüsen, Speicheldrüsen) und die Schließmuskeln im Magen-Darm-Trakt.
Wenn uns also das „Wasser im Mund zusammenläuft", dann dank des vegetativen Nervensystems. Auch wenn wir z. B. bei Kälte, Erregung oder in Angstsituationen eine Gänsehaut bekommen, ist hierfür das vegetative Nervensystem verantwortlich.

Während das somatische Nervensystem der willkürlichen Steuerung gehorcht, geschehen die Vorgänge im vegetativen Nervensystem unwillkürlich oder sind zumindest nicht auf so einfache Art steuerbar wie die Muskelbewegung – deshalb wird das vegetative Nervensystem auch autonomes Nervensystem genannt. Zu weiteren wichtigen Funktionen des vegetativen Nervensystems gehören die Steuerung der Atmung, die Sexualfunktionen sowie die Steuerung der Organdurchblutung und des Blutdrucks.

Das Nervensystem umfasst alle Bereiche des Körpers, die Informationen der Umwelt wahrnehmen, weiterleiten und auswerten.

Bei allem, was das Gehirn leistet, spielt der Austausch von Signalen zwischen Nervenzellen eine entscheidende Rolle.

Diese Nervenzellen befinden sich in sechs Schichten an der Hirnoberfläche und in bestimmten großen Zellansammlungen, den sogenannten Basalganglien und dem Thalamus in der Mitte des Gehirns. Sie sind untereinander durch viele Nervenbahnen verschaltet, sodass ein Netzwerk mit vielen 100.000 Elementen entsteht, in dem nahezu jede Zelle mit jeder anderen Zelle Signale austauschen kann.

Großhirn

Das Großhirn besteht aus zwei Hälften, den Hirnhemisphären, an deren Oberfläche die Hirnrinde liegt und die über große Nervenfaserstränge (Balken) miteinander in Verbindung stehen. Die Hemisphären setzen sich aus jeweils vier Hirnlappen zusammen.
Die Großhirnrinde hat zahlreiche Windungen und ist von tiefen Furchen durchzogen, wodurch ihre Oberfläche stark vergrößert wird.

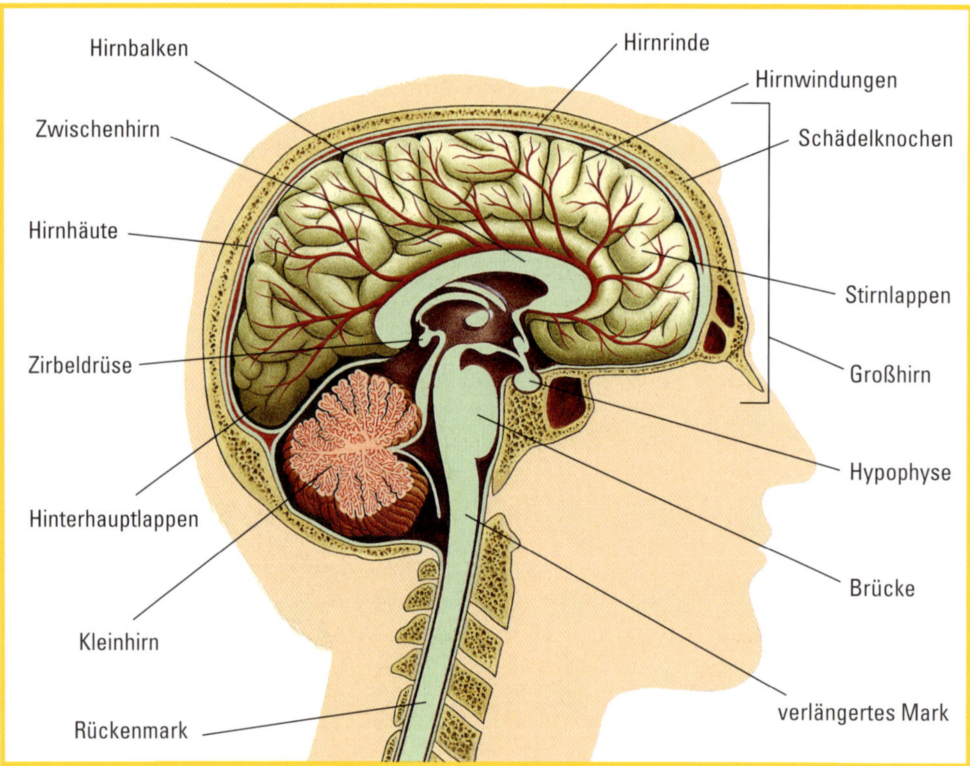

Zwischenhirn

Das Zwischenhirn liegt zwischen dem Großhirn und dem Hirnstamm.

Dieser Bereich des Gehirns enthält denThalamus (fungiert als Informationsfilter), die Zirbeldrüse als zentrale Schaltstelle im Innern des Gehirns (auch Epiphyse genannt), den Hypothalamus (kontrolliert psychische und körperliche Abläufe) und die Hypophyse (schüttet Hormone aus).

Hirnstamm

Der dritte Abschnitt des Gehirns, der sich aus Mittelhirn, Brücke und verlängertem Rückenmark zusammensetzt, wird Hirnstamm genannt. Er liegt zwischen dem Großhirn und dem Rückenmark.

Kleinhirn

Das Kleinhirn liegt unterhalb des Großhirns am Übergang zum Rückenmark an der Hinterseite des Hirnstamms.

Verlängertes Rückenmark und Rückenmark

Vom verlängerten Rückenmark geht das eigentliche Rückenmark mit seinen Nervenverbindungen ab und gelangt, geschützt durch den Wirbelkanal, zu den Nervenwurzeln.

Aus ihnen entspringen die Nerven zu allen Körperorganen, den Muskeln und der Haut (Hirn, Wirbelsäule, Rückenmark, Nervenwurzeln).

Funktionen des Gehirns

Die einzelnen Hirnfunktionen (z. B. die Verarbeitung der verschiedenen Sinnesreize, Sprache, Schlaf, Emotionen) sind auf verschiedene Bereiche des Gehirns verteilt, die aus untereinander verschalteten Nervenzellnetzwerken bestehen. Diese Nervenzellen befinden sich auf der Hirnoberfläche (Gehirnrinde) und in den Basalganglien, dem Kleinhirn und Hirnstamm.

Viele Funktionen des Körpers laufen unbewusst ab (z. B. Herzschlag, Verdauung), beruhen aber auf Regelkreisen, die über das Zentralnervensystem laufen.

Durch zahlreiche Untersuchungen an Hirnverletzten und Schlaganfallpatienten konnte man viele Funktionen den einzelnen Hirngebieten näher zuordnen. Mit der sogenannten funktionellen Kernspintomografie kann heutzutage die Gehirntätigkeit auch beim lebenden Menschen ohne Schaden für ihn untersucht werden.

Die einzelnen Bereiche des Gehirns erfüllen jeweils spezifische Funktionen.

Großhirn

Die zwei Hemisphären des Großhirns bestehen aus jeweils vier Hirnlappen, die ganz spezifische Aufgaben haben. Insgesamt ist das Großhirn verantwortlich für die bewusste, seelisch-geistige Aktivität des Menschen, für Sehen, Hören, Sprechen und Tasten (Empfindungswahrnehmungen) sowie für Körperbewegungen.

Funktionen des Gehirns

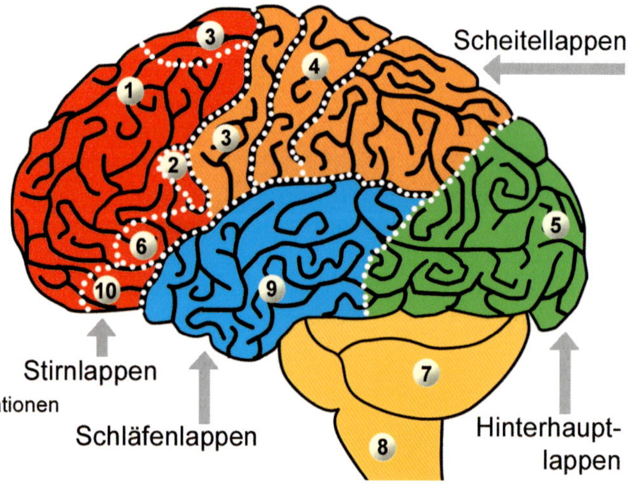

Im Hinterhauptlappen werden alle Signale aus den Augen verarbeitet.

Stirnlappen: Dieser ist für Bewegungen des Körpers zuständig. Normalerweise liegt bei Rechtshändern im Stirnlappen auch ein Teil des Sprachvermögens. Mit diesem Teil des Gehirns planen wir, entwickeln Strategien und kontrollieren unsere zwischenmenschlichen Beziehungen.

Scheitellappen: Hier laufen die Tast- und Fühlinformationen zusammen. In den Scheitellappen entsteht also unsere Vorstellung vom eigenen Körper und vom Raum.

Hinterhauptlappen: Unmittelbar hinter dem Scheitellappen befinden sich die Hinterhauptlappen. Unsere Seheindrücke gelangen über die Sehnerven und weitere Verarbeitungsstationen zu den Hinterhauptlappen und werden dort zu dem von uns wahrgenommenen Bild zusammengefügt. Wir sehen also mit dem Gehirn! Bedingt durch den Verlauf der Sehbahn im Gehirn gelangen alle Seheindrücke von der rechten Seite in die linke Gehirnhälfte und alle Seheindrücke von der linken Seite in die rechte Gehirnhälfte.

Schläfenlappen: Hier laufen die Hörempfindungen zusammen. Der linke Schläfenlappen beherbergt normalerweise bei Rechtshändern das Sprachverstehen. Hier liegen außerdem noch wichtige Teile der Gedächtnisfunktionen. Schließlich spielt der Schläfenlappen eine Rolle beim Entstehen von Emotionen.

Für das Erkennen der emotionalen Bedeutung von in unserer

Umwelt wahrgenommenen Vorgängen ist neben den Schläfenlappen aber ein weitverzweigtes Netz von in der Tiefe des Gehirns liegenden Teilen nötig.

Zwischenhirn

Der Hypothalamus ist Sitz der biologischen Uhr und die zentrale Steuerungsstelle des Hormonsystems. Hormone sind Eiweiße, die als Botenstoffe aus Drüsen ins Blut abgegeben, lebenswichtige Funktionen regulieren. Der Hypothalamus kontrolliert außerdem die Hormonausschüttung der Hirnanhangdrüse (Hypophyse). Er ist somit das übergeordnete Integrationszentrum des vegetativen Nervensystems (siehe Seite 13). Seine Nervenzellen sind in der Lage, Hormone an die Blutbahn abzugeben. Diese Freisetzung erfolgt auf Nervenreize hin, die aus verschiedenen Teilen des Gehirns kommen.
Zu den wichtigen Verbindungen gehören die Bahnen zu den Schläfenlappen, in denen emotionale Reize verarbeitet werden, wie z. B. Furcht, Lust und Aggressivität. Diese elementaren Reize spielen bei der Arterhaltung eine übergeordnete Rolle und finden sich als Relikt aus unserer stammesgeschichtlichen Entwicklung in unserem Gehirn.

Die Hypophyse ist in einem gemeinsamen Wirkkreis über ein eigenes System von kleinen Blutgefäßen mit dem Hypothalamus verbunden und koppelt so das Gehirn an den Blutkreislauf. Sie ist damit auch eng verknüpft mit jenen Bereichen des Zentralnervensystems, die für die Steuerung des Verhaltens verantwortlich sind. Durch sie werden Hormone produziert, die in den Blutkreislauf ausgeschüttet werden und eine Vielzahl von Wirkungen erzielen. Hierzu zählen vor allem die körperlichen Reaktionen bei Angst und Stress, aber z. B. auch Bindungsreaktionen der Mutter an den Säugling.

Die Zirbeldrüse ist eng verknüpft mit dem System für die Steuerung der Wachheit und bekommt besondere Informationen über die Belichtung der Netzhaut. Sie sorgt für den Tag-Nacht-Rhythmus (sogenannter zirkadianer Rhythmus), d. h. die Synchronisierung der Gehirnfunktionen mit dem Tageslicht.

Ein ganzheitlich funktionierendes Organ

Natürlich arbeitet das Gehirn immer in seiner Gesamtheit, es werden nie Teile davon abgeschaltet. Beim Schlaf und bei bestimmten Formen von Bewusstseinszuständen wie Trance und Hypnose ändert sich die Tätigkeit von bestimmten Bereichen des Gehirns.

Aus Tierexperimenten wissen wir, dass Flucht- und Angriffsreaktionen durch die Reizung von Teilen des Schläfenlappens hervorgerufen werden können.

Hirnstamm

Im Hirnstamm laufen Informationen aus den Tastsinnen zusammen und hier werden emotionale Reaktionen weiterverarbeitet. Auch für die Steuerung der Augenbewegung ist der Hirnstamm wichtig.

Außerdem werden hier Blutdruck, Atmung und Herzfrequenz überwacht und angepasst.

Selbst wenn das Großhirn ausfällt, kann der Hirnstamm lebenswichtige Körperfunktionen regulieren. Wenn jedoch umgekehrt der Hirnstamm beschädigt und zeitweise nicht funktionsfähig ist, kann sofort der Tod eintreten.

Auch bei der Ausführung alltäglicher Bewegungen laufen zahlreiche Vorgänge im Gehirn ab.

Kleinhirn

Das Kleinhirn ist entscheidend für die Feinkontrolle von Bewegungen (Abläufe und Koordination: „virtuelle Vorplanung“) und für unser Gleichgewicht.

Die Nervenzellen übermitteln Informationen, die von Muskeln, Sehnen, Gelenken, Augen, Haut und dem Gleichgewichtsorgan im Ohr kommen, an das Kleinhirn, wodurch dieses Körperhaltung, Muskelspannung und Gelenkstellung kontrollieren kann.

Wenn z. B. eine auf dem Tisch stehende Tasse gegriffen und zum Mund geführt werden soll, dann sind für diesen so einfach scheinenden Vorgang viele Informationen über die momentane Stellung des Arms und der Hand, mit der gegriffen, sowie des Munds, zu dem die Tasse geführt werden soll, erforderlich.

Diese Informationen müssen auf dem Weg, den die Tasse vom Tisch zum Mund zurücklegt, beständig und weitgehend unbewusst kontrolliert werden. Damit die Tasse nicht ruckartig, sondern in einer fließenden Bewegung auf möglichst kurzem Weg zum Mund geführt wird, sind beispielsweise Beugebewegungen im Schultergelenk, Ellenbogen und Handgelenk erforderlich.

Gleichzeitig mit der feinabgestimmten Beugung müssen die Muskeln, die die Streckung ermöglichen, der entgegengesetzten Bewegung im gleichen Maß nachgeben.

Berücksichtigt werden muss aber auch die Position des Kopfs und damit die des Munds. Dank des Kleinhirns geschieht dies alles ohne Überlegen!

Verlängertes Rückenmark und Rückenmark

Das verlängerte Rückenmark schließlich enthält vor allem Zentren zur Steuerung von vegetativen, d. h. unbewusst ablaufenden Körperfunktionen, wie z. B. Atmung, Körpertemperatur und Blutdruckregulation.

Ihm schließt sich das eigentliche Rückenmark an, durch das alle Nervenverbindungen vom Körper zum Gehirn laufen.

Die Blutversorgung des Gehirns

Ohne Herz kein Hirn! Alle Körperfunktionen hängen von einem intakten Herz-Kreislauf-System ab. Ein gesundes Herz-Kreislauf-System hält den Blutdruck in normalen Grenzen und gewährleistet die ausreichende Versorgung der Organe mit Sauerstoff.

Der Blutkreislauf

Das Blut bewegt sich in einem geschlossenen System (Blutkreislauf) vom Herzen über die Lungen (Lungenkreislauf) in alle Regionen des Körpers (Körperkreislauf, Lungenkreislauf und Pfortaderkreislauf, siehe Seite 22) und versorgt diesen mit Sauerstoff und Nährstoffen.

Das Blut verteilt jedoch nicht nur diese lebenswichtigen Stoffe, sondern ist auch für die Entsorgung von Stoffwechselendprodukten verantwortlich.

Blutgefäße

Die Gefäße, in denen das Blut transportiert wird, werden in zwei Gruppen aufgeteilt: In den Arterien fließt das sauerstoffreiche Blut vom Herzen weg zu den Organen und in den ganzen Körper. Die Venen leiten das sauerstoffarme Blut aus dem Körper wieder zurück zum Herzen.

Über zwei Drittel der Gesamtblutmenge des Körpers befindet sich in den Venen.

Die große Hohlvene im Rumpf sammelt das „verbrauchte" Blut und leitet es in den rechten Herzvorhof (siehe Seite 21). Von dort gelangt es in den Lungenkreislauf (Teil des Blutkreislaufs), wo es mit Sauerstoff angereichert wird.

Dies geschieht über ein weitverzweigtes Netz winziger Adern (Kapillaren), das die Lungenbläschen umgibt und den Sauerstoffaustausch ermöglicht.

Nach der Anreicherung mit Sauerstoff aus der Lunge und nach Abgabe des Kohlendioxids an die Luft gelangt das frisch „belüftete" Blut in das linke Herz und von dort über die Arterien in den Körper.

In das Gehirn gelangt das Blut über die Hirnarterien, von denen sich auf der rechten und der linken Körperseite jeweils zwei befinden (siehe Seite 23 f.).

Die Arterien sind nötig, damit das taktförmig gepumpte Blut in einen mehr oder weniger kontinuierlichen Strom des Bluts umgewandelt wird. Sie sind elastisch und federn sozusagen den Herzschlag ab durch Änderung des Widerstands. Damit die Arterien den Widerstand regulieren können, bestehen sie aus einem mus-

Blutgefäße sind elastisch und federn durch Eng- oder Weitstellung den Herzschlag ab.

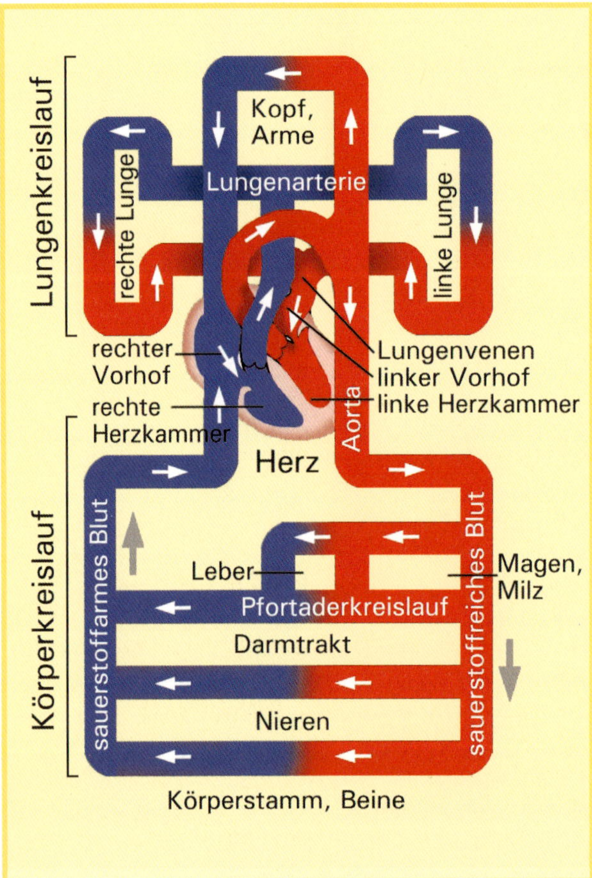

kulären Schlauch, der sich zusammenziehen und entspannen kann. Das Zusammenziehen erfolgt auf einen nervalen Reiz hin. Arterien werden also durch Nerven gesteuert. Diese Steuerung ist aber nicht willkürlich (vgl. vegetatives Nervensystem Seite 13).

Der muskuläre Schlauch stellt die mittlere Arterienwand dar, die umgeben ist von einer bindegewebigen Hülle. Innen ist sie mit einer Schicht ausgekleidet, die die Fähigkeit hat, kleine Verletzungen mithilfe von Blutplättchen und Gerinnungsfaktoren zu beheben.

Blutdruck

Insbesondere für das Gehirn ist es wichtig, dass der Blutdruck nie unter einen bestimmten Grenzwert fällt, weil dann ein Funktionsausfall droht.

In bestimmten Grenzen können die Hirngefäße den Druck zwar selbst regulieren. Fällt der Blutdruck aber unter diesen kritischen Grenzwert, entsteht eine kurzzeitige Minderversorgung des Gehirns, was zu einer Ohnmacht oder zu Schwindel und Unsicherheitsgefühlen führen kann.

Das Blut muss also mit einem bestimmten Druck vom Herzen in die Gefäße gepumpt werden. Der Blutdruck wird bestimmt durch die Pumpleistung des Herzens und den Widerstand der Gefäße, die durch ihre Eng- oder Weitstellung den Blutfluss regulieren können.

Das Herz pumpt in einem veränderlichen Rhythmus, den man als Puls spürt und z. B. am Handgelenk ertasten kann. Dieser Rhythmus kann sich verändern und auch beim gesunden Menschen an einem Tag sehr hohen Schwankungen unterliegen. So steigt die Pumptätigkeit des Herzens bei körperlicher Anstrengung, um den Muskeln mehr Blut und damit mehr Sauerstoff zur Verfügung zu stellen, im Schlaf und in Ruhephasen sinkt der Blutdruck wieder. Auch Aufregung oder dauerhafter Stress führen zu einem höheren Herzschlag.

Herz und Lunge

Bei einem Erwachsenen werden vom Herzen im Durchschnitt etwa fünf Liter Blut (oder etwa acht Prozent seines Körpergewichts) durch den Kreislauf bewegt. Um dessen normale Funktionsfähigkeit zu garantieren, müssen davon pro Minute ca. 1,25 Liter in das Gehirn gelangen, der Rest wird zu den übrigen Organen geleitet.

Das Herz vollbringt diese Aufgaben mit zwei Hälften, die durch die Herzscheidewand getrennt sind (siehe Abbildung Seite 22). Das rechte und das linke Herz werden wiederum durch die Herzklappen in einen Vorhof und eine Hauptkammer unterteilt. Das rechte Herz pumpt das Blut, das aus den Venen herbeitransportiert wird, in den Lungenkreislauf. Das linke Herz nimmt dieses mit Sauerstoff angereicherte Blut auf und pumpt es über die Arterien in den gesamten Körper.

Damit das Herz regelmäßig arbeitet, erzeugt das herzeigene Nervenzentrum (Sinusknoten), das im rechten Vorhof sitzt, elektrische Impulse. Diese werden über ein Reizleitungssystem an den zweiten Schrittmacher (Atrioventrikularknoten), der sich zwischen Vorhof und Kammer befindet, an die Kammer und damit an den gesamten Herzmuskel weitergeleitet.

Blutzucker und Sauerstoff

Ohne Blutzucker kann das Gehirn nicht funktionieren. Es ist im Gegensatz zu anderen Organen ganz auf diese Energiezufuhr angewiesen, da es keine nennenswerten Fettreserven besitzt und freie Fette die Blut-Hirn-Schranke nicht überwinden können.

Bei der Verdauung werden die Nährstoffe der aufgenommenen Nahrung vom Darm teilweise an

Der Blutzucker wird in erster Linie aus den Stärkespeichern der Leber beigesteuert.

Blutdruckmessung

Der Blutdruck wird in Millimeter Quecksilbersäule (mmHg) gemessen. Beim Messen mit einem Blutdruckgerät werden zwei Werte angegeben (z. B. 120/80):

- systolischer (höherer) Wert: Druck, mit dem das Herz das Blut durch die Gefäße pumpt
- diastolischer (niedriger) Wert: Druck, der bei der Erschlaffung des Herzens in den Gefäßen besteht und diese offen hält

Das Herz

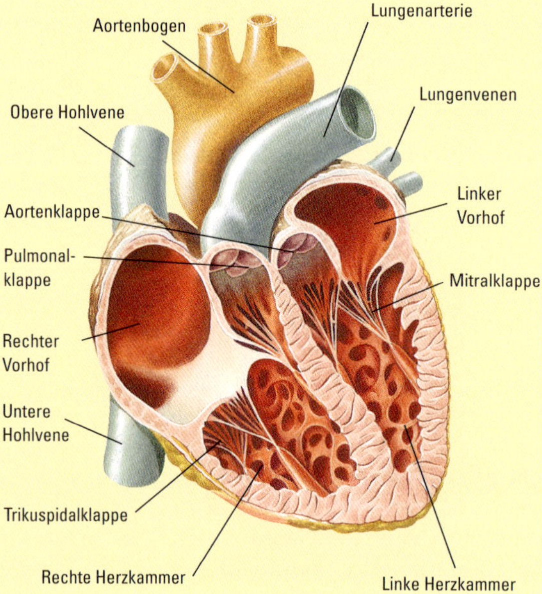

das Blut abgegeben. Sie gelangen über die Darmvenen in den sogenannten Pfortaderkreislauf. Dieser spezialisierte Abschnitt stellt einen Teil des Körperkreislaufs dar und ist für die Entsorgungssysteme der Verdauungsorgane zuständig.

Die Pfortader (Vene) nimmt das sauerstoffverbrauchte aber nährstoffangereicherte Blut aus Milz, Magen und Darm auf und transportiert es zur Leber. Nach Um- und Abbau der verschiedenen Stoffe und Anreicherung des Bluts mit Nährstoffen, wozu vor allem Zucker, aber auch Spurenelemente und Aminosäuren gehören, wird es dann über die große Hohlvene in das rechte Herz geleitet, um von dort zur Anreicherung mit Sauerstoff in die Lunge zu gelangen.

Arterienbaum und Hirnarterien

Das Gehirn wird über vier Arterien mit Blut versorgt. Zwischen allen vier Hirnarterien bestehen im Schädel unterhalb des Gehirns Querverbindungen, die besonders dann wichtig sind, wenn eine der Halsarterien verengt oder verschlossen ist.

Der Arterienbaum

Anschaulich kann man sich die Blutversorgung des Gehirns als einen Baum mit vier Stämmen vorstellen, der sich immer mehr und in immer kleinere Zweige verästelt. Genauso wie die Äste eines Baums sich in ihren vom Stamm entfernten Trieben nicht wieder mit anderen Ästen vereinen, kommt es im Gehirn auch nicht zu einer Zusammenführung. Das bedeutet, dass alle Gehirnteile nur von einem Ast mit Blut und Nährstoffen versorgt werden. Anders aber als bei einem Baum besteht der Stamm aus vier unabhängigen Teilen, die untereinander am Boden des Gehirns in Verbindung stehen. Und anders

als beim Baum gibt es auch noch Verbindungen, die sich – um im Bild zu bleiben – auf das Blätterdach von außen an die kleineren Äste ankoppeln.
Bei einer Mangelversorgung durch Unterbrechung einer Arterie (eines Astes) können also Nährstoffe über andere Wege in dieses Gebiet gelangen.

Vordere Hirnarterien

Die beiden vorderen Hirnarterien oder Halsschlagadern – in der Fachsprache Karotisarterien genannt (griechisch karótis = betäubt; bei Druck auf die Karotisarterien kann man bewusstlos werden) – teilen sich etwa in der Mitte des Halses auf jeder Seite in eine äußere und eine innere Halsschlagader auf. Von diesen ist nur die innere Arterie für die Versorgung des Gehirns wichtig.
Durch die äußere Halsschlagader wird Blut zu Haut und Muskeln des Gesichts geleitet. Über die feinen Verästelungen der äußeren Ader gibt es aber auch eine Verbindung in den Schädel hinein, die wichtig werden kann, wenn der Blutfluss in einer inneren Halsschlagader behindert ist. In diesen Fällen kann sauerstoffreiches Blut sozusagen von außen zum Gehirn gelangen.
Aus der inneren Hirnarterie geht im Schädel eine Arterie für die Versorgung der Netzhaut des Auges und des Sehnervs hervor. Weiter innen im Gehirn entspringen aus ihr die mittlere und die vordere Hirnschlagader.
Die einzelnen Hirnarterien versorgen jeweils bestimmte Teile des Gehirns, wobei der größte Teil von der mittleren Hirnarterie versorgt wird.

In der ärztlichen Fachsprache werden die mittlere Hirnschlagader auch Arteria cerebri media und die vordere Hirnschlagader auch Arteria cerebri anterior genannt.

Hintere Hirnarterien

Die beiden hinteren Halsschlagadern werden auch Wirbelarterien genannt und führen in der hinteren seitlichen Halspartie entlang des ersten Halswirbels in den knöchernen Schädel.
Sie vereinigen sich zu einer gemeinsamen Arterie – der sogenannten Basilararterie –, von der die Arterien für die Versorgung des Kleinhirns abgehen. Kurz darauf teilt sie sich wieder in die beiden hinteren Hirnarterien, die für die Blutversorgung innerer Anteile des Gehirns und vor allem für die der Hinterhirnlappen zuständig sind.

Hirnarterien

Die Blutversorgung des Gehirns geschieht über vier Arterien. Die Arterien stehen am Boden des Gehirns untereinander in Verbindung. Jede Arterie versorgt allein einen Teil des Gehirns. Zusätzlich gibt es Verbindungen zu den Arterien des Gehirns über Augenarterien und äußere Hals- und Gesichtsarterien.

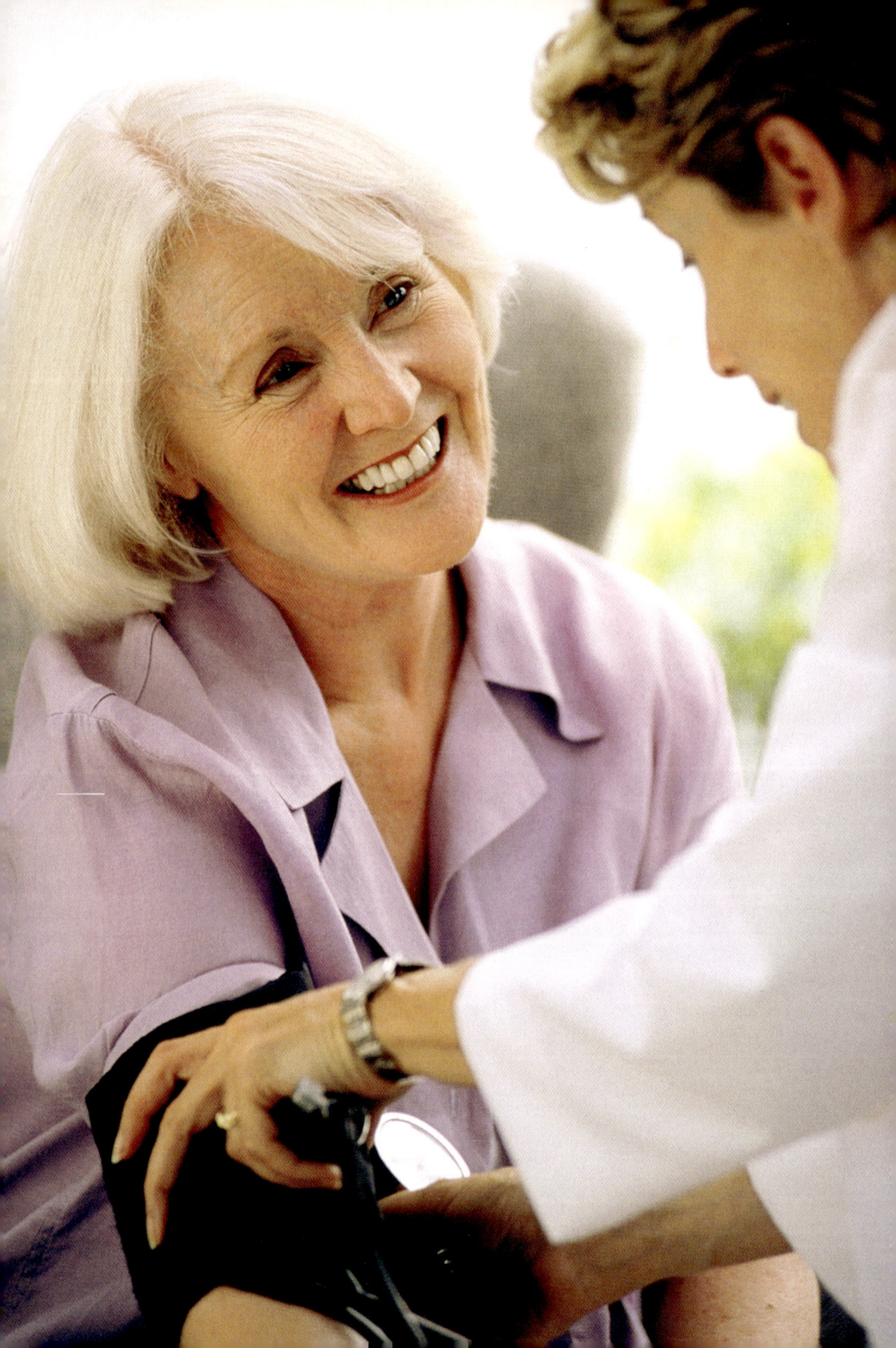

Ursachen und Risikofaktoren

Schlaganfälle entstehen durch eine Minderversorgung des Gehirns mit Blut und Nährstoffen (Hirninfarkte) oder durch eine Blutung in das Gehirn (Hirnblutung oder Subarachnoidalblutung). Eine Minderversorgung wird durch eine Verengung in den Arterien oder durch ein Blutgerinnsel verursacht.
Zu den einzelnen Ursachen für diese Störungen gibt es zahlreiche Risikofaktoren, die jeweils unterschiedliche Auswirkungen auf die Krankheitsentwicklung haben. Der häufigste Risikofaktor ist der Bluthochdruck.

Die verschiedenen Formen des Schlaganfalls

Die im vorigen Kapitel dargestellten Ausfälle der Hirnfunktion können drei unterschiedliche Ursachen haben.

- Am häufigsten (in etwa 80 Prozent der Fälle) handelt es sich um eine Minderdurchblutung von Gehirngewebe durch den Verschluss einer Arterie (Hirninfarkt).
- In etwa zehn bis 15 Prozent der Fälle liegt eine Blutung in das Hirngewebe vor (Hirnblutung).
- Bei fünf bis zehn Prozent ist die Ursache des Schlaganfalls eine Blutung aus einer Aussackung (Aneurysma; griechisch = Erweiterung) einer Arterie im sogenannten Subarachnoidalraum. Der Subarachnoidalraum bezeichnet im eigentlichen Sinne des Wortes keinen Raum, sondern eine Gewebeschicht zwischen der harten und der weichen Hirnhaut. Diese Schicht wird als Spinnwebhaut (latei-

nisch arachnoidea) bezeichnet. Eine Blutung in diese Schicht wird deshalb Subarachnoidalblutung genannt.

Ursachen für Hirninfarkte

Die häufigste Ursache für Schlaganfälle ist eine Minderdurchblutung des Gehirns (Hirninfarkt). Grundsätzlich können drei Mechanismen unterschieden werden, die zu einer Durchblutungsstörung führen:

- Verschluss oder Verengung einer großen Arterie aufgrund einer Arteriosklerose
- Verschluss einer kleinen Arterie aufgrund einer Gefäßwandveränderung ohne Arteriosklerose
- Verschluss durch Embolie aus dem Herzen oder aus Material von einer Verengung (Stenose)

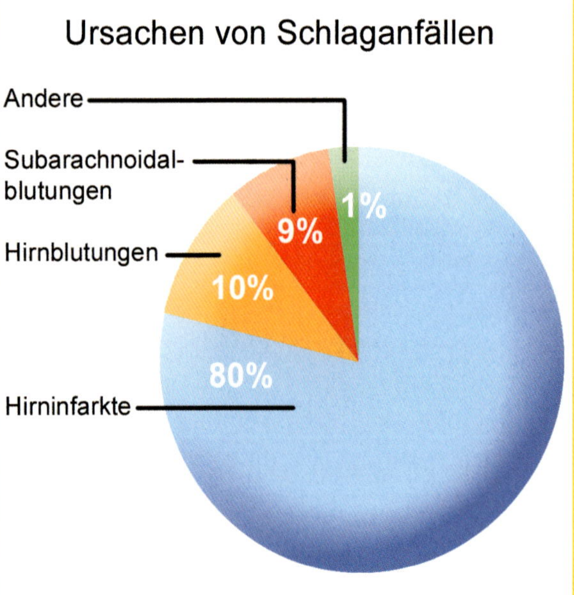

Formen eines Schlaganfalls

- die Minderdurchblutung – der Hirninfarkt
- die Blutung in das Gehirn – die Hirnblutung
- die Blutung in die weiche Hirnhaut – die Subarachnoidalblutung

Seltenere Ursachen für die Minderdurchblutung sind außerdem eine Verletzung (Aufspleißung der Schichten) der innersten Gefäßwand einer Arterie (Dissektion) und ein angeborener Herzfehler (Foramen ovale) zusammen mit einer Thrombose in den Beinvenen, Entzündungen der Arterie oder eine Migräne.

Arteriosklerose

Die wichtigste Erkrankung, die zu einer Minderdurchblutung führt, ist die Arteriosklerose, eine Verengung der Arterien durch Ablagerungen von Eiweißbestandteilen, Fetten und Kalkstoffen in den Gefäßwänden (deshalb auch die umgangsprachliche Bezeichnung Arterienverkalkung).

Diese Krankheit kann viele Teile des Gefäßsystems betreffen, beschränkt sich oft aber auf die Arterien des Herzens, der Nieren, des Kopfs oder der Beine bzw. auf die Halsschlagadern oder kleine Arterien im Gehirn.
Die Entwicklung der Arteriosklerose kann sich über viele Jahre hinziehen und bleibt oft sehr lange unbemerkt.

Bei dem normalen Prozess der Wundheilung sind ähnliche Vorgänge wie bei arteriosklerotischen Veränderungen zu beobachten. Kommt es z. B. im Rahmen eines Blutdruckanstiegs zu einer kleinen Verletzung der inneren Gefäßwand (weil die Ader sich nicht schnell genug weit gestellt hat), läuft ein automatisches Geschehen ab, das auch bei einer Verletzung unserer Haut durch einen kleinen Schnitt oder Stich zu beobachten ist.

Die im Blut enthaltenen Thrombozyten, auch Blutplättchen genannt, sind für die Wundheilung zuständig. Sobald sie mit Bindegewebsfasern aus dem beschädigten Bereich in Kontakt kommen, klumpen sie sich am Verletzungsort zusammen und bilden ein Blutgerinnsel, einen sogenannten Thrombus (griechisch thrombos = Klumpen). Durch die Freisetzung eines Enzyms wird dann ein „Gewebsklebstoff" (Fibrin) aktiviert, der den Thrombus festigt. Damit hört nach kurzer Zeit die Blutung auf.
Hier enden jedoch die Gemeinsamkeiten der Vorgänge bei der Wundheilung einer normalen Verletzung und bei Schädigungen arteriosklerotisch veränderter Gefäße.

Bei der Arteriosklerose kommt es bei einer Verletzung der innersten Gefäßwände der Arterien zum einen zu einer vermehrten Einwanderung von Muskel- und Bindegewebszellen. Zum anderen lagern sich u. a. Fette (vor allem Cholesterin) an dieser Stelle ein und führen zur Bildung sogenannter Plaques. Dies sind Ansammlungen fetthaltiger Stoffe, die sich an der Innenwand der Gefäße ablagern und diese verengen. Wenn sich die Plaques vergrößern, verliert die Arterie auf Dauer ihre Elastizität – sie kann sich nicht mehr so gut ausdehnen und zusammenziehen und damit

Gefahr Diabetes

Beim Diabetiker führen auch der erhöhte Blutzucker und die sekundären Fettstoffwechselstörungen zu einer Schädigung der inneren Gefäßwand und zu einer besonderen Verletzbarkeit der großen Arterien und der Kapillaren (Makro- und Mikroangiopathie).

Das Risiko für einen Schlaganfall steigt mit dem Grad der Verengung in den Halsschlagadern.

Plaques entstehen an Orten der Turbulenz des Blutstroms, meist an den Verzweigungsstellen der inneren und äußeren Halsschlagader und am Abgang der Wirbelarterie.

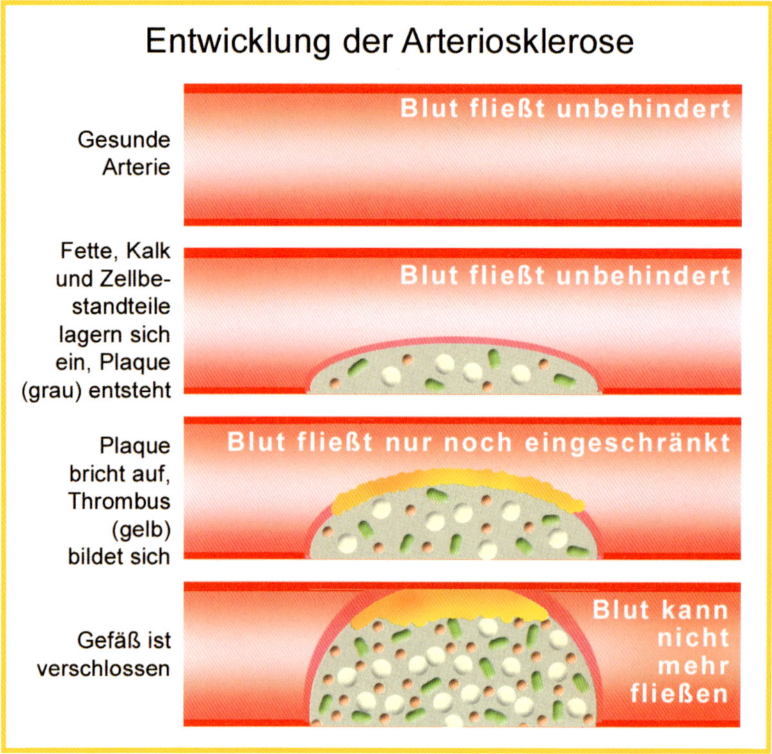
Entwicklung der Arteriosklerose
Gesunde Arterie
Blut fließt unbehindert
Fette, Kalk und Zellbestandteile lagern sich ein, Plaque (grau) entsteht
Blut fließt unbehindert
Plaque bricht auf, Thrombus (gelb) bildet sich
Blut fließt nur noch eingeschränkt
Gefäß ist verschlossen
Blut kann nicht mehr fließen

schlechter auf Blutdruckschwankungen reagieren, denen der Körper immer wieder ausgesetzt ist. Die Verengung der Gefäße (sogenannte Stenose; griechisch stenos = eng) führt außerdem dazu, dass das Herz das Blut mit mehr Kraft durch die Blutgefäße pumpen muss – ein Bluthochdruck entsteht.

Bei einer hohen Belastung (z. B. Blutdruckanstieg) können die Plaques auch einreißen oder aufbrechen. Das hat zur Folge, dass der Blutgerinnungsprozess einsetzt, da der Körper eine Wunde erkennt. Dies führt zur Bildung eines Blutgerinnsels (Thrombus) und kann im schlimmsten Fall einen völligen Verschluss des Gefäßes zur Folge haben.

Es kann auch passieren, dass sich Material von Plaques oder einem Thrombus löst, in den Blutstrom geschwemmt wird (sogenannter Embolus; griechisch embolis = hineinwerfen) und kleine Arterien verschließt (Embolie). Bei Durchblutungsstörungen des Gehirns wird der Embolus in der Regel entweder aus den Arterien, die das Gehirn versorgen (arterio-

arterielle Embolie), oder vom Herzen (kardiogene Embolie; griechisch kardia = Herz) angeschwemmt.
Bei manchen Menschen besteht eine Veränderung am Herz, wodurch ein Thrombus auch aus weit entfernten Gefäßen in das Gehirn wandern kann (Foramen ovale, siehe Seite 31). Plaques können sich aber auch so weit entwickeln, dass sie schließlich das gesamte Gefäß verschließen.

Was also bei einer Verletzung der Haut, wie wir sie uns alle Tage zuziehen können, ein sinnvoller Vorgang ist, führt im Fall einer Verletzung der inneren Gefäßwand zur Anlagerung von geronnenem Blut an der verletzten Stelle. In vielen Fällen löst sich ein derartiges Gerinnsel wieder auf, es kann sich aber auch nach und nach verfestigen, mit bindegewebigem Material durchsetzen und damit die Arterie verengen bis zu ihrem Verschluss.
Unterbricht ein derartiger Verschluss die Blutversorgung im Halsbereich, können z. B. Symptome wie eine rechtsseitige Lähmung von Arm und Bein mit Sprachstörung oder eine linksseitige Lähmung von Arm und Bein mit Störung der Raumwahrnehmung auftreten.

Die Arteriosklerose ist die Ursache für verschiedene Krankheiten. Eine flüchtige Durchblutungsstörung am Herzen führt zu Brustschmerzen und einem Engegefühl im Brustkorb, der sogenannten Angina pectoris (lateinisch angina = Enge; pectus = Brust). Wenn es sich nicht nur um eine kurzzeitige Minderung der Blutversorgung handelt, kann ein Herzinfarkt die Folge sein.
Sehr häufig sind bei Menschen mit einer Arteriosklerose auch die Arterien zu den Beinen verengt, hier liegt dann eine periphere arterielle Verschlusskrankheit vor. Betroffene verspüren Schmerzen beim Gehen, die bei größerer Anstrengung zunehmen und sie dazu zwingen, immer wieder in bestimmten Abständen stehen zu bleiben und der Muskulatur Gelegenheit zur Erholung zu geben (die Krankheit wird deshalb auch häufig Schaufensterkrankheit genannt).

Diese Krankheitsbilder haben also dieselben Ursachen wie die meisten Schlaganfälle. Während aber z. B. beim drohenden Herzinfarkt das Engegefühl oder die Schmerzen ein leicht zu erkennendes Notsignal sind, werden die

Durch einen Verschluss der Adern im Gehirn kann es u. a. zu Lähmungen oder Sprachstörungen kommen.

Embolie

Bei einer Embolie ist das Blutgefäß teilweise oder ganz durch angeschwemmtes Material, meist durch einen Thrombus, verschlossen.

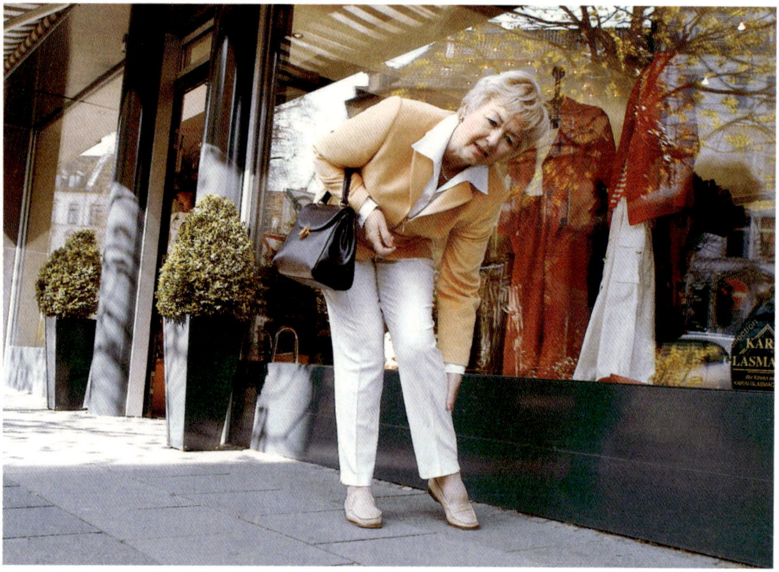

Bei der sogenannten Schaufensterkrankheit verspüren Betroffene Schmerzen beim Gehen und müssen sich deshalb immer wieder ausruhen.

Warnzeichen bei einer Minderdurchblutung des Gehirns aufgrund fehlender Schmerzen häufig nicht ernst genommen (siehe Seite 72 ff.).

Vorhofflimmern

Eine weitere sehr wichtige Ursache für Hirninfarkte ist das unkoordinierte Schlagen der Vorhöfe, das sogenannte Vorhofflimmern. Dieses Krankheitsbild tritt mit einer Häufigkeit von einem halben Prozent bei Erwachsenen auf. Bei über 60-jährigen Menschen steigt die Zahl auf zwei bis vier Prozent an.

Normalerweise sorgt der Vorhof des Herzens in einer mit den Herzkammern abgestimmten Aktion für die optimale Füllung der Hauptkammer mit Blut. Diese Funktion kann bei einer Erkrankung des Herzens ausfallen oder gestört sein. Der Vorhof schlägt dann unkontrolliert, unregelmäßig und zumeist zu schnell.

Die Folgen des Vorhofflimmerns sind eine schlechtere Füllung der Herzkammern mit Blut, was zu einer Verringerung der Pumpleistung um bis zu 20 Prozent und damit zu einer schlechteren Anpassung an Belastungen führt. Durch die dauerhaft unkoordinierte Aktion von Vorhof und Herzkammer, die nicht mehr im Takt schlagen, wird der Vorhof ausgeweitet und der Blutfluss durch ihn in die Herzkammer wird langsamer. Ein langsamerer Blutfluss (sogenannte Totwasserzonen in den Herzohren) ist aber ein Risiko für das Entstehen eines Blutpfropfens (Thrombus).

Seltene Ursachen

Ein Arterienverschluss mit der Folge eines Hirninfarkts kann auch noch durch andere, insgesamt seltenere Erkrankungen hervorgerufen werden.

Dissektion: Die zweithäufigste Ursache eines Schlaganfalls bei Menschen unter 45 Jahren ist die Verletzung der innersten Gefäßwand einer Karotisarterie im Halsbereich, eine sogenannte Dissektion (lateinisch dissecare – zerschneiden). Zumeist geht ihr kein erinnerbares Trauma voran oder es findet sich nur eine Gelegenheitsverletzung, die bei den meisten Menschen nicht zu einem Einriss der Arterienwand führen würde. Als Voraussetzung für das leichte Entstehen der Dissektion werden heute angeborene Formen der Bindegewebsschwäche angenommen. Durch den Einriss kommt es zu einer Blutung in die Wand. Diese Blutung dehnt sich aus und kann den Gefäßquerschnitt verschließen.

Foramen ovale: Eine besondere Schlaganfallursache ist durch eine Entwicklungsstörung des Herzens bedingt. Bei den betroffenen Personen schließt sich die bei allen Menschen angelegte Verbindung zwischen dem rechten und linken Herzvorhof – das sogenannte Foramen ovale – nicht, die während der Schwangerschaft notwendig ist, um das Blut von den noch nicht funktionierenden Lungen fernzuhalten. Diese Öffnung bleibt in unterschiedlicher Größe bei etwa einem Drittel der Menschen bis in das Erwachsenenalter bestehen. Kommt es bei diesen zu einem Verschluss eines Gefäßes durch einen Thrombus (Thrombose) z. B. in den Beinvenen, kann sich ein Gerinnsel daraus lösen und unter Umgehung der Lungen, die normalerweise als Filter für solches Material wirken, in das Gehirn gelangen. Dort entsteht ein Arterienverschluss und in der Folge möglicherweise ein Hirninfarkt (sogenannte paradoxe Embolie).

Hirninfarkte können auch durch angeborene Defekte verursacht werden.

Die Diagnose des offenen Foramen ovale kann heute mit einer Echokardiografie gestellt werden. Hierbei muss der Betroffene einen kleinen Schlauch mit einer Echosonde schlucken, mit der hinter dem Herzen ein Ultraschallbild erzeugt wird. Auch durch eine Untersuchung der Hirnarterien mittels der transkraniellen Dopplersonografie (siehe Seite 85) ge-

Weitere seltene Ursachen

Migräne kann einen Hirninfarkt verursachen, ist aber nur bei Frauen mit arteriellem Hochdruck, die gleichzeitig rauchen und die Pille nehmen, mit einem erhöhten Risiko verbunden. Auch Entzündungen des Gefäßsystems und Störungen bei der Blutgerinnung können einen Hirninfarkt verursachen.

lingt der Nachweis dieser besonderen Schlaganfallursache. Hierzu ist ein in die Venen gespritztes Kontrastmittel erforderlich, das nicht durch die Lungen gefiltert werden kann. Bei einem offenen Foramen ovale gelangt das Kontrastmittel von der Vene unter Umgehung der Lungen direkt in das Gehirn und kann als Echosignal in der Dopplersonografie wahrgenommen werden.

Kleine Arterien im Gehirn sind bevorzugte Schwachstellen bei den durch einen hohen Blutdruck verursachten Schlaganfällen.

Ursachen für Hirnblutung und Subarachnoidalblutung

Von den Minderdurchblutungen zu trennen sind die Hirnblutungen, weil sie ganz anders behandelt werden müssen. Etwa zehn bis 15 Prozent aller Schlaganfälle sind Hirnblutungen. Man kann grundsätzlich zwischen den Blutungen in das Hirngewebe, den intracerebralen Blutungen und den Blutungen unter die Spinnwebhaut (Subarachnoidalblutung) unterscheiden.

Intracerebrale Hirnblutung

Die meisten Hirnblutungen treten in der Tiefe des Gehirns auf. Hierbei kommt es zu einem Blutaustritt aus einer Arterie direkt in das Gehirngewebe. Meist sind von den Blutungen kleine Arterien betroffen, die senkrecht von der mittleren Hirnarterie in das Innere des Gehirns führen.

Der Bluthochdruck ist die häufigste Ursache für eine Hirnblutung. Manchmal treten Hirnblutungen auch unter dem Einfluss gerinnungshemmender Medikamente auf. Eine exakte Kontrolle der Gerinnungswerte ist deshalb bei

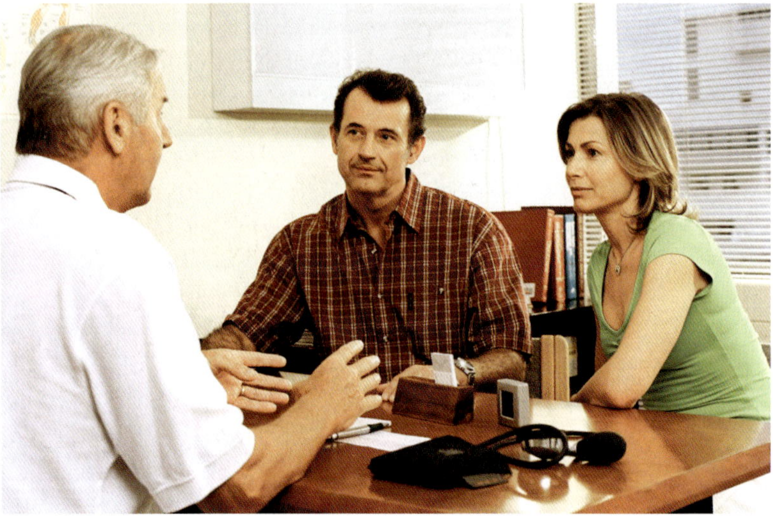

Einnahme derartiger Medikamente unbedingt erforderlich.
Seltener kann es zu Blutungen aus den Arterien kommen, wenn andere Erkrankungen vorliegen (Gefäßerkrankungen oder -missbildungen, Tumore).
Eine sichere Unterscheidung zwischen einer Hirnblutung und einem Hirninfarkt ist ohne eine Computertomografie oder eine Magnetresonanztomografie (siehe Seite 81 ff.) nicht möglich.

Subarachnoidalblutung

Bei einer Subarachnoidalblutung gelangt das Blut in der Regel aus einem missgebildeten Arterienstück in die Schicht zwischen harter und weicher Hirnhaut – den sogenannten Subarachnoidalraum. Die missgebildeten Gefäßteile befinden sich bevorzugt an den Gabelungsstellen der Arterien im Gehirn, meist kurz hinter dem Eintritt der Karotisarterie in den Schädel bzw. an der mittleren Hirnarterie.
In 80 Prozent der Fälle kann ein sogenanntes Aneurysma, eine sackförmige Ausweitung des Blutgefäßes, als Ursache der Blutung gefunden werden. Bei etwa fünf Prozent der Betroffenen blutet eine andere Missbildung eines Gefäßes im Gehirn. Letztlich bleibt bei 15 Prozent der Subarachnoidalblutungen die Ursache aber unklar.

Risikofaktoren

Der Begriff Risikofaktoren beschreibt bestimmte Umstände, die nicht zwangsläufig zum Ausbruch einer Erkrankung führen müssen, das Risiko dafür aber deutlich erhöhen.

Für die Erkrankungen, die einem Hirninfarkt zugrunde liegen, gibt es zahlreiche sowohl beeinflussbare als auch nicht beeinflussbare Risikofaktoren. Hierzu zählen zum einen bestimmte Verhaltensweisen (z. B. Rauchen, Bewegungsmangel, Fehlernährung) zum anderen Erkrankungen (z. B. Bluthochdruck, Diabetes) und angeborene Defekte.
Der Großteil dieser Faktoren führt zwar nicht direkt zu einem Schlaganfall, erhöht aber die Gefahr des Ausbruchs einer Krankheit, die dann ihrerseits einen Hirninfarkt verursachen kann.
Die einzelnen Risikofaktoren treten meist nicht getrennt, sondern gemeinsam auf, z. B. eine Person ist übergewichtig, bewegt sich zu wenig und leidet an Bluthochdruck. Diese Kombination führt dazu, dass sich die schädlichen Folgen dieser Faktoren gegenseitig verstärken.
Das folgende Kapitel bezieht sich in erster Linie auf die Hirninfarkte. Alle Aspekte zum Thema Bluthochdruck gelten aber auch für die intracerebralen Blutungen. Risikofaktoren für Hirnblutungen sind außerdem der übermäßige Alkoholkonsum und das Rauchen.

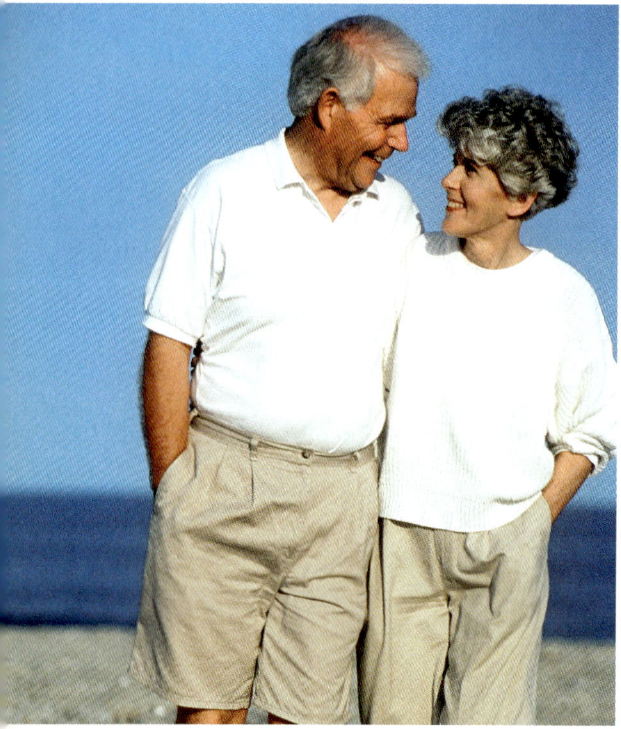

Bei Menschen, die 60 Jahre und älter sind, besteht eher die Gefahr, einen Schlaganfall zu erleiden, als bei jüngeren Personen.

Nicht beeinflussbare Risikofaktoren

Nicht beeinflussbare Risikofaktoren sind Alter und Geschlecht sowie genetische Vorbelastungen.

Alter und Geschlecht

Männer haben ein etwa 30 Prozent höheres Risiko, einen Hirninfarkt oder eine Hirnblutung zu erleiden, als Frauen. Lediglich die Gruppe der 35- bis 44-jährigen und der über 85-jährigen Frauen zeigen im Vergleich zu Männern eine ähnliche Häufigkeit von Schlaganfällen. Bei diesen Frauen handelt es sich zum einen um jene Altersgruppe, die ein zusätzliches Risiko durch Schwangerschaften und die Einnahme von Empfängnisverhütungsmitteln haben, und zum anderen um diejenigen, die aufgrund der höheren Lebenserwartung von Frauen ein größeres Risiko tragen, einen Schlaganfall zu erleiden.

Auch mit zunehmendem Alter steigt das Risiko, an einem Schlaganfall zu erkranken. Bei 50-jährigen Männern nimmt die Gefahr, einen Hirninfarkt zu erleiden, bedeutend stärker zu als bei Frauen. Ab einem Alter von 65 steigt die Anzahl von Schlaganfällen bei Männern und Frauen nochmals deutlich an.

Allerdings konnte noch nicht eindeutig nachgewiesen werden, ob das Alter allein als Risikofaktor zu werten ist oder ob die steigende Anzahl an Schlaganfällen eher mit den im Alter ebenfalls auftretenden Belastungen zusammenhängt. So sind falsche Lebensgewohnheiten wie Bewegungsmangel, ungesunde Ernährung oder Rauchen umso schädlicher, je länger sie bestehen – außerdem wird es im Alter immer schwieriger, diese negativen Angewohnheiten zu ändern. Wie bei den anderen Risikofaktoren spielt wahrscheinlich auch hier eine Kombination mehrerer Ursachen eine Rolle.

Angeborene Belastungen und angelernte Verhaltensweisen

Es gibt seltene vererbbare Erkrankungen, die mit Schlaganfällen einhergehen.

Aneurysmen, die für den größten Teil der Subarachnoidalblutungen (siehe Seite 33) verantwortlich sind, entstehen aufgrund von vorgeburtlich angelegten Schwächen. Die Risikofaktoren für deren Ausbildung sind nicht bekannt, weshalb dieser Auslöser für Schlaganfälle nicht beeinflussbar ist.

Für die große Mehrheit derjenigen Menschen, in deren Familie Schlaganfälle vorkommen, kann jedoch nicht von dieser seltenen Erkrankung als Ursache ausgegangen werden, sondern die Ursache der Schlaganfälle ist zu suchen in den ebenfalls genetisch weitergegebenen, allgemeinen Risikofaktoren – wie z.B. Störungen im Fettstoffwechsel – oder den durch Verhaltensvorbilder tradierten Mustern – wie die Vorliebe für fette Küche, den Bewegungsmangel oder das Rauchen – die allesamt beeinflussbar sind und auf die im folgenden Abschnitt eingegangen wird.

Beeinflussbare Risikofaktoren

Wichtiger als Alter und Geschlecht sowie angeborene Belastungen sind die beeinflussbaren Faktoren. Zentral sind hierbei die beiden Themen Ernährung und körperliche (sportliche) Bewegung. In einer Abwandlung des römischen „mens sana in corpore sano" – „In einem gesunden Kör-

Zu den nicht beeinflussbaren Risikofaktoren gehören auch angelernte Verhaltensweisen wie z.B. eine fettreiche Ernährung, wenig Bewegung oder Rauchen.

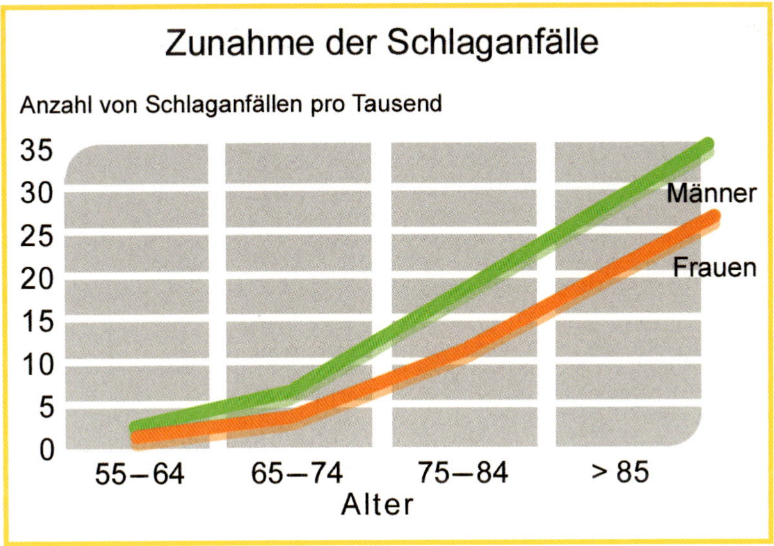

Durch einen gesunden und bewussten Lebensstil kann man selbst sehr viel für das körperliche Wohlbefinden und den allgemeinen Gesundheitszustand tun und damit einem Schlaganfall vorbeugen.

per wohnt ein gesunder Geist" könnten wir sagen, „ein gesundes Gehirn braucht einen gesunden Körper".

So kann das Risiko, einen Hirninfarkt zu erleiden, individuell beeinflusst werden. Zu den Möglichkeiten der Beeinflussung zählen sowohl Verhaltensänderungen bezüglich Ernährung, Bewegung und Gebrauch von Genussmitteln als auch medizinische Maßnahmen bei Krankheiten wie Bluthochdruck, Diabetes oder erhöhter Cholesterinspiegel.

Die beeinflussbaren Risikofaktoren mit ihrem jeweiligen Einfluss auf das Risiko, einen Schlaganfall zu erleiden, sind in folgender Tabelle zusammengefasst.

Bluthochdruck

Der wichtigste beeinflussbare Risikofaktor für einen Schlaganfall (sowohl einen Hirninfarkt als auch eine intracerebrale Hirnblutung) ist der arterielle Hochdruck, auch Hypertonie (griechisch hyper = über; lateinisch tonus = Spannung) genannt. Bluthochdruck besteht, wenn die Blutdruckmessung dauerhaft einen systolischen Wert (siehe Seite 21) von über 140 mmHg und/oder einen diastolischen Wert von über 90 mmHg ergibt.

Langfristig kann ein dauerhaft hoher Blutdruck zu Schädigungen der Gefäßwände führen, was die Entstehung einer Arteriosklerose begünstigt bzw. deren Entwicklung vorantreibt. Dies wiederum

Risikofaktoren und ihr Einfluss auf die Möglichkeit eines Schlaganfalls

Um wie viel höher ist das Risiko, einen Schlaganfall zu erleiden, wenn einer der folgenden Faktoren vorliegt?

Risikofaktor	**Risikosteigerung**
Bluthochdruck	3–5-fach
Vorhofflimmern	5–8-fach
Diabetes mellitus	1,5–3-fach
Fettstoffwechselstörung	1–2-fach
Rauchen	1,5–2,5-fach
Alkoholmissbrauch	1–3-fach
Bewegungsmangel	2,7-fach
Atemstörungen im Schlaf	3–8-fach
Übergewicht	2–3-fach
Hyperhomocysteinämie	genauer Wert unklar
Chronische Entzündungen	genauer Wert unklar
Depression	genauer Wert unklar

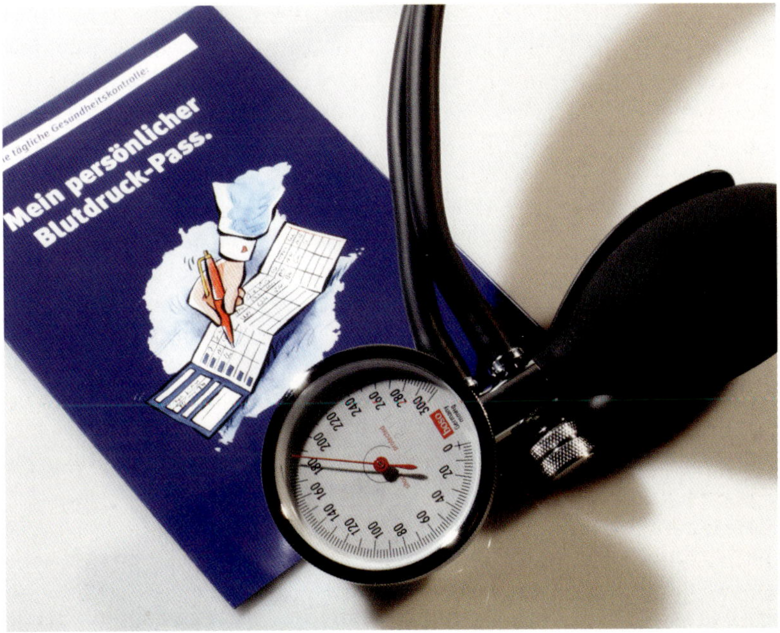

Wenn Sie an einem Bluthochdruck leiden, sollten Sie regelmäßig Ihren Blutdruck selbst messen und die Werte aufschreiben.

ist ein Risikofaktor für lebensbedrohliche Krankheitsbilder wie Herzinfarkt, Blutungen und Schlaganfall.

Der erhöhte Blutdruck entsteht meist aufgrund mehrerer, sowohl genetischer als auch verhaltensbedingter Faktoren. Er kann in drei Stadien eingeteilt werden:

- Bluthochdruck ohne Organschädigung
- Bluthochdruck mit Schäden an Auge, Niere, Herz und Arterienwänden
- Bluthochdruck und Zeichen der Herzerkrankung mit Brustschmerz, Verengung (Stenosen) der Halsschlagadern, Blutungen aus den Netzhautarterien mit Sehstörungen, Abnahme der Filterfunktion der Niere mit Nachweis von vermehrten ausscheidungspflichtigen Substanzen im Blut

Hinsichtlich des Schlaganfallrisikos ist von Belang, dass schon eine Steigerung des diastolischen Werts um 7,5 mmHg zu einer Zunahme des Schlaganfallrisikos um 100 Prozent, d. h. zu einer Verdopplung führt!
Umgekehrt kann das Risiko bei einer durchschnittlichen Senkung des systolischen Werts um neun mmHg und des diastolischen um fünf mmHg zu einer Reduktion des Schlaganfallrisikos um etwa 30 Prozent führen.

Niedriger Blutdruck

Im Vergleich zum Bluthochdruck hat ein zu niedriger Blutdruck (Hypotonie; griechisch hypo = darunter) nur sehr selten einen Schlaganfall zur Folge, nämlich dann, wenn ausgeprägte Verengungen der Hirnarterien vorliegen und zusätzlich ein Blutdruckabfall zu einer Minderversorgung nach der Engstelle führt.

Vorhofflimmern

Das unregelmäßige Schlagen des Herzvorhofs kann nicht nur eine direkte Ursache des Schlaganfalls sein, sondern stellt gleichzeitig einen hohen Risikofaktor dar. So steigt die Gefahr für einen Schlaganfall erheblich, wenn z. B. ein hoher Blutdruck in Kombination mit Vorhofflimmern auftritt.

Diabetes mellitus

Diabetes ist eine der häufigsten Stoffwechselerkrankungen, an der heute Millionen von Menschen jeder Altersstufe, meist jedoch im Alter ab 65 Jahre, leiden. Diabetes, auch Zuckerkrankheit genannt, ist eine chronische Stoffwechselerkrankung, die durch einen erhöhten Blutzuckerspiegel gekennzeichnet ist. Bei dieser Störung des Kohlenhydrat- oder auch Zuckerstoffwechsels ist der Körper nicht in der Lage, die mit der Nahrung aufgenommenen Kohlenhydrate ordnungsgemäß zu verwerten, weshalb sich immer zu viel Zucker (Glukose) im Blut befindet.

Langfristig hat ein zu hoher Blutzuckerspiegel schlimme Folgen: Er verursacht degenerative Veränderungen der kleinen und großen Gefäße, die Gehirn, Augen, Herz und Nieren betreffen. Schon in den frühen Phasen der Zuckererkrankung lassen sich Gefäßwandveränderungen bzw. Organleistungseinschränkungen finden.

Bei Diabetikern ist das Risiko für einen Hirninfarkt eineinhalb bis dreimal höher als bei Menschen, die nicht an dieser Krankheit leiden. Vor allem bei Diabetikern mit Bluthochdruck oder mit koronarer Herzkrankheit (Angina Pectoris, Herzinfarkt) besteht ein deutlich erhöhtes Risiko. Besonders gefährlich ist die Krankheit auch deshalb, weil sie häufig im Rahmen eines „Metabolischen Syndroms" auftritt, einer Kombination aus Diabetes, Übergewicht, erhöhten Blutfettwerten und Bluthochdruck. So leiden ein Großteil der Diabetiker gleichzeitig auch an diesen Krankheiten.

Der Schlaganfall kann dabei verursacht sein durch Veränderungen an den großen oder kleinen Gefäßen. Verengungen an den kleinen Gefäßen führen zu so-

Die wichtigsten medikamentös veränderbaren Risikofaktoren für einen Schlaganfall sind Bluthochdruck und Vorhofflimmern.

genannten lakunären Infarkten. Hierbei handelt es sich um Infarkte von wenigen Millimetern Durchmesser. Die meisten Schlaganfälle sind lakunär.

Fettstoffwechselstörung

Einen wichtigen Risikofaktor für den Schlaganfall stellt die Fettkonzentration im Blut dar. Wie bereits auf Seite 27 erläutert, bilden sich durch die Anlagerung von Fetten an die Gefäßwände Plaques, die schließlich zur Entstehung bzw. Verschlimmerung einer Arteriosklerose führen.

Im Blut können verschiedene Fette (Lipide) gemessen werden. Das wichtigste Blutfett ist das Cholesterin. Dieses wird teilweise vom Körper selbst produziert, aber auch mit der Nahrung zugeführt. Es erfüllt im Körper lebenswichtige Aufgaben: Cholesterin ist ein wichtiger Bestandteil der Zellmembranen, außerdem stellt es den Ausgangsstoff für die Bildung von Hormonen, von Vitamin D und Kortison dar.

Zwar deckt das hauptsächlich in der Leber hergestellte Cholesterin einen Großteil des Bedarfs ab, von außen zusätzlich aufgenommenes Cholesterin wird aber ebenfalls verwertet. In einem gesunden Organismus reguliert der Körper die Produktion des Blutfetts und reduziert diese, falls er mehr Cholesterin von außen erhält. Wird dem Körper jedoch zu viel Cholesterin zugeführt, kann es von diesem nicht mehr abgebaut werden.

Bei einer Fettstoffwechselstörung ist nicht allein die Konzentration des Cholesterins im Blut von Bedeutung, sondern es kommt auf das Verhältnis von zwei jeweils an unterschiedliche Proteine gebundene Anteilen des Cholesterins an. Dem sogenannten HDL (high density lipoprotein; Lipoprotein mit hoher Dichte) wird eine schützende Funktion beigemessen, da das in der Leber gebildete Blutfett überschüssiges Cholesterin einsammelt und zur Leber transportiert. Das LDL (low density lipoprotein; Lipoprotein mit niedriger Dichte) fungiert als Transportmittel für Cholesterin von der Leber in die anderen Körperregionen. Bei einem Überschuss an Cholesterin verbleibt das restliche LDL im Blut, dringt z. T. in Arterien ein und lagert sich dort ab (Plaque), weshalb es als Risikofaktor für Gefäßerkrankungen und damit auch für den Schlaganfall gilt.

Cholesterin kann im Blut nur mithilfe von Proteinen transportiert werden (Lipoproteine).

Ein hoher HDL-Wert relativiert also den Wert eines insgesamt erhöhten Cholesterins. Die Cholesterinkonzentration sollte 240 Milligramm pro Deziliter Blut nicht überschreiten, liegt der Wert darüber, steigt das Risiko für Gefäßerkrankungen. Das Verhältnis von HDL zum Gesamtcholesterin

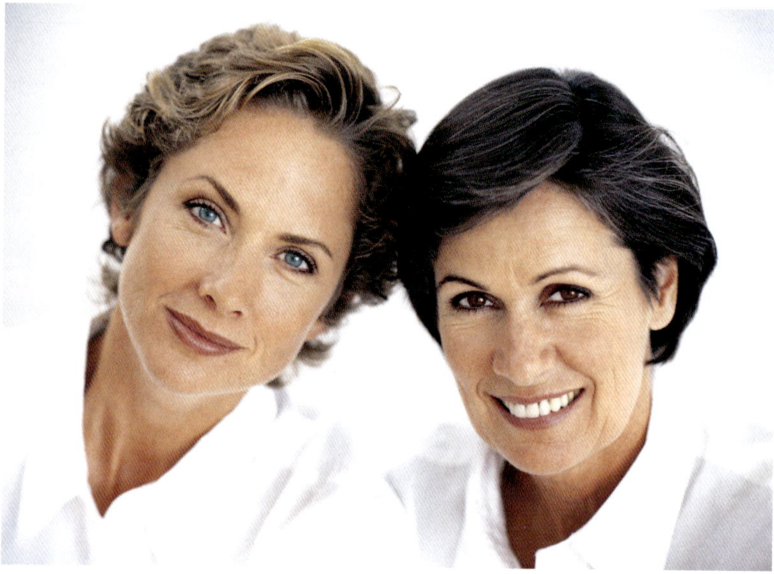

Moderne Antibabypillen haben eine sehr niedrige Hormonkonzentration und stellen deshalb nur noch einen geringen Risikofaktor dar.

kann ebenfalls einen Hinweis darauf geben, inwieweit eine Gefahr für arteriosklerotische Veränderungen besteht. Hierbei wird der Wert des Gesamtcholesterins durch den Wert des HDL -Cholesterins geteilt. Völlig unbedenklich ist ein Ergebnis von 3,5 oder darunter.

Weibliche Geschlechtshormone

Natürliche weibliche Hormone (Östrogene) haben einen schützenden Effekt für die Blutgefäße. Eine medikamentöse Verhütung mit der Antibabypille (die sogenannte orale Kontrazeption) kann allerdings die Wirkung der körpereigenen Hormone reduzieren, da es zu einer erhöhten Blutgerinnung führt und sich damit das Risiko von Blutgerinnseln erhöht. Bei älteren Frauen jenseits der Menopause entstehen die gleichen Gefahren bei Anwendung einer Hormonersatztherapie.

Tabakkonsum

Etwa 25 Prozent der Schlaganfälle sind direkt oder indirekt auf Tabakkonsum zurückzuführen. Die zahlreichen chemischen Substanzen, die im Zigaretten-, Zigarren- oder Pfeifentabak enthalten sind, haben dabei hauptsächlich einen schädigenden Einfluss auf das Gefäßsystem.

Nikotin führt zu einer Verengung der Gefäße und trägt damit zur Entstehung eines Bluthochdrucks und indirekt damit auch einer Arteriosklerose bei.

Das ebenfalls im Tabak enthaltene Kohlenmonoxid bindet den von allen Organen, auch vom Gehirn benötigten Sauerstoff. Das führt dazu, dass das Herz seine Pumpleistung erhöhen muss, um den Körper mit genügend Sauerstoff zu versorgen, was langfristig wiederum eine Schädigung der Gefäße zur Folge hat.

Andere Inhaltsstoffe in Zigaretten greifen aggressiv in den Zellstoffwechsel ein. Auch erhöht sich durch den Tabakkonsum das Risiko für Vorhofflimmern. Bei Rauchern wurde außerdem festgestellt, dass in ihrem Blut weniger „gutes" Cholesterin (HDL) und mehr „schlechtes" Cholesterin (LDL) enthalten ist.

Auch Passivrauchen erhöht das Schlaganfallrisiko. Bei Menschen, die täglich dem Rauch von bis zu 20 Zigaretten ausgesetzt sind, zeigte sich eine Risikozunahme auf das 1,3-fache und bei über 20 Zigaretten auf das 1,6-fache gegenüber Personen, die sich in rauchfreien Räumen aufhalten. Das Risiko steigt also auch für Nichtraucher mit jeder Zigarette, die in ihrer Nähe geraucht wird.

Alkoholmissbrauch

Alkohol ist ebenso wie Nikotin ein Genussgift, das sich negativ auf die Gesundheit auswirken kann.

So wird bei übermäßigem Konsum die Funktion der Leber gestört, die u. a. auf die Gerinnungsfaktoren im Blut Einfluss hat. Dies führt dazu, dass sich vermehrt Gerinnsel in den Blutgefäßen bilden. Außerdem besteht bei regelmäßigem Konsum die Gefahr des Bluthochdrucks.
Es besteht also ein Zusammenhang zwischen Alkoholkonsum und Hirnblutung sowie Hirninfarkt. Dabei spielt es keine Rolle, in welcher Form Sie den Alkohol zu sich nehmen.

Ab einer Menge von 20 Gramm pro Tag bei Männern und zehn Gramm bei Frauen hat Alkohol gesundheitsschädliche Auswirkungen, ein Konsum von über 40 bzw. 60 Gramm pro Tag ist mit einem deutlich erhöhten Risiko für Schlaganfälle verbunden.

Tabak als Risikofaktor

Tabakkonsum, auch das sogenannte Passivrauchen, erhöht das Schlaganfallrisiko. Das Risiko steigt mit der Menge des gerauchten Tabaks und der Länge des Gebrauchs. Die Abkehr vom Tabakkonsum kann das Risiko für das Auftreten von Gefäßkrankheiten nahezu auf das Risiko der Nichtraucher reduzieren. Es ist davon auszugehen, dass auch das Risiko für Schlaganfälle in gleichem Maß gemindert werden kann.

Die Antibabypille und die Hormonersatztherapie allein führen nicht zu einem Schlaganfall, allerdings steigt die Gefahr in Kombination mit anderen Risikofaktoren wie z.B. Bluthochdruck, Übergewicht und Rauchen (klassischer Fall: junge rauchende Frau, die die Pille nimmt).

Hirnblutung

Wenn mehr als 1.200 Gramm reinen Alkohols pro Monat getrunken werden, steigt das Risiko, eine Hirnblutung zu erleiden, auf bis das Vierfache gegenüber der Normalbevölkerung. Diese Menge entspricht ca. zehn Litern Wein mit zwölf Volumenprozent Alkohol im Monat. Schon ab vier Litern Wein ist das Risiko einer Hirnblutung auf das Doppelte erhöht.

Neben den negativen Auswirkungen, die alkoholische Getränke auf unseren Organismus haben, sollte man auch bedenken, dass Alkohol einen hohen Kaloriengehalt hat, was zu Übergewicht führen kann, einem weiteren wichtigen Risikofaktor.

Übergewicht

Übergewicht ist ein Risikofaktor für zahlreiche Krankheiten, z. B. Arteriosklerose, Herzinfarkt, Bluthochdruck und Diabetes. Bei übergewichtigen Menschen sind häufig die Blutfettwerte und der Blutzucker erhöht, der Wert des HDL-Cholesterins ist meist sehr niedrig.

Besonders das Bauchfett spielt eine entscheidende Rolle bei den negativen Konsequenzen des Übergewichts.

In Deutschland gelten 58 Prozent der Männer und 41 Prozent der Frauen als übergewichtig, d. h., sie haben einen Body-Mass-Index (BMI, siehe Seite 58) über 25. Bei einem BMI von über 30 besteht eine Adipositas (krankhafte Fettleibigkeit). Ein optimaler BMI liegt zwischen 19 und 25.

Ein ansteigender BMI ist verbunden mit einem wachsenden Schlaganfallrisiko. Im Durchschnitt erhöht ein Anstieg des BMI um zwei kg/m^2 das Risiko, einen Schlaganfall durch Minderdurchblutung (Hirninfarkt) zu erleiden, um ca. 15 Prozent.

Bei der Einschätzung des Risikofaktors Übergewicht muss auch die Verteilung des Körperfetts berücksichtigt werden. In der Medizin werden zwei Fettverteilungsmuster unterschieden: Beim „Apfeltyp“ (häufig bei Männern) wird das Fett hauptsächlich an Bauch und Taille gespeichert, der „Birnentyp“ (häufig bei Frauen) hat einen relativ schlanken Oberkörper und das Fett befindet sich zum großen Teil an Hüften, Oberschenkeln und Gesäß.
Die Fettverteilung beim „Apfeltyp“ gilt als besonderer Risikofaktor für Herz-Kreislauf-Erkrankungen. Das Fett des Bauchs ist selbst ein stoffwechselaktives Organ, das Signalstoffe bildet und Entzündungsreaktionen fördert, die wiederum die Entwicklung einer Arteriosklerose begünstigen.
Des Weiteren blockieren die von den Bauchfettzellen ausgeschütteten Signalstoffe das Hormon Insulin, das die Zuckeraufnahme

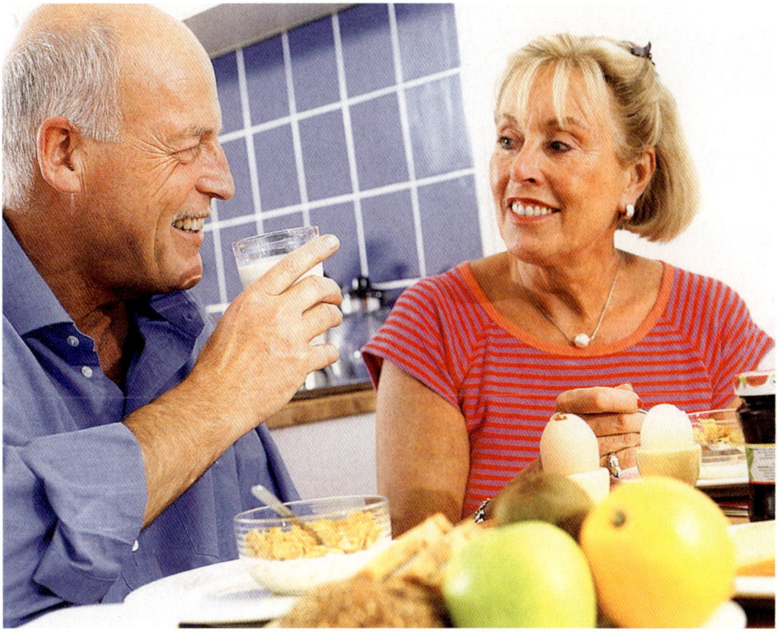

Fasten ist gefährlich und sollte nur nach ausführlicher Beratung mit einem Arzt durchgeführt werden.

der Zellen steuert, und tragen damit zur Erhöhung des Blutzuckers bei. Daneben werden im Fettgewebe blutdrucksteigernde Enzyme produziert.

Bewegungsmangel

In engem Zusammenhang mit dem Körpergewicht, dem Blutdruck und der Blutzuckerregulation steht die körperliche Aktivität. Bewegungsmangel führt dazu, dass der Körper weniger Kalorien verbraucht als ihm zugeführt werden – es entsteht Übergewicht, ein Risikofaktor für Schlaganfall. Auch sinkt die Belastungsfähigkeit des Herz-Kreislauf-Systems, wenn man sich nur wenig bewegt, was zur Folge haben kann, dass sich die Gefäße immer schlechter auf körperliche Anstrengungen einstellen können.

Bewegungsmangel ist ein leicht zu beeinflussender Risikofaktor. Es gilt die Faustformel: je mehr Bewegung, desto geringer das Risiko. Natürlich muss hierbei, insbesondere bei Menschen mit einer Schädigung des Herzens, die Belastung individuell mit dem Arzt abgesprochen werden.

Schlafapnoe-Syndrom

Ein weiterer wichtiger beeinflussbarer Risikofaktor ist das Schlafapnoe-Syndrom.
Bei Menschen, die an Schlafapnoe leiden, treten während des Schlafs

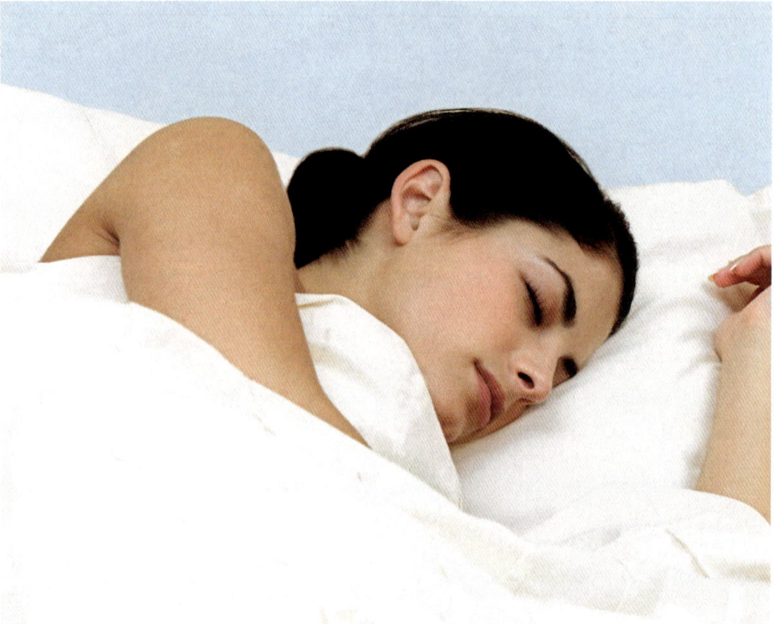

Ein ungestörter Schlaf ist eine wichtige Voraussetzung für körperliche und seelische Gesundheit.

regelmäßig immer wieder Atemaussetzer (Apnoen; griechisch ápnoia = Windstille, kein Hauch/ Atem) auf.
Durch die nächtlichen Atemstillstände wird der Herzschlag unregelmäßig, es kommt zu einem nächtlich ausgeprägten Bluthochdruck, zu einer verminderten Versorgung des Gehirns und des Herzens mit Sauerstoff und zu einer Minderdurchblutung der Organe. Zudem verändern sich die Gerinnungseigenschaften des Bluts und die Blutplättchen können in den Adern leichter zusammenklumpen. Auch wird der Körper durch diese häufigen nächtlichen Störungen starkem Stress ausgesetzt.

Einen Hinweis auf diesen besonderen Risikofaktor, der bei einer großen Anzahl von Menschen mit einem Schlaganfall auftritt, geben die explosionsartigen Schnarchlaute, durch die die Partner der Betroffenen oft geweckt werden, die sekundenlangen, plötzlich einsetzenden Atempausen während des Schlafs und eine Tagesmüdigkeit mit Abgeschlagenheit sowie Konzentrationsstörungen.

Die Gefahr, an einer Schlafapnoe zu erkranken, ist bei Männern deutlich höher (was möglicherweise auf die unterschiedliche Anatomie der Atemwege zurückzuführen ist). Des Weiteren sind

Übergewicht, Nikotin- und Alkoholkonsum Risikofaktoren für diese Krankheit.

Hyperhomocysteinämie
Homocystein ist eine körpereigene Aminosäure, die die Blutgefäße schädigt und die Entstehung von Arteriosklerose und Thrombosen fördert.
Normalerweise finden sich von dieser Substanz bis zu zehn Mikromol pro Liter im Blut. Bei gesunden Menschen wird dieser schädliche Stoff mithilfe von Vitamin B6, Folsäure und Vitamin B12 verstoffwechselt.

Ein Zuviel an Homocystein erhöht das Risiko für einen Schlaganfall und auch für einen Herzinfarkt. Die Unfähigkeit des Körpers, den Stoff abzubauen, kann verschiedene Ursachen haben (z. B. erbliche Veranlagung, Vitaminmangel, Nierenversagen, Schilddrüsenunterfunktion).

Eine Therapie für die erhöhte Homocysteinkonzentration etwa mit Vitaminen führt zwar zu einer Senkung des Homocysteinspiegels im Blut, diese hat aber keinen Einfluss auf die Häufigkeit von Schlaganfällen, sodass die Behandlung dieses Risikofaktors nach der heutigen Studienlage nicht sinnvoll erscheint.

Persönlicher Risikotest

Die Stiftung Deutsche Schlaganfall-Hilfe (Adresse siehe Seite 139) bietet einen Test an, mit dem man seine persönlichen Risikofaktoren ermitteln kann. Der Test basiert auf medizinisch-wissenschaftlichen Grundlagen und ist für Menschen ab 40 geeignet, jüngere können den Test nutzen, um sich allgemein über das Thema Schlaganfall zu informieren.

Andere beeinflussbare Risikofaktoren
Infekt: Unklar ist zum gegenwärtigen Zeitpunkt die Rolle von chronischen Infekten, z. B. Entzündungen des Zahnfleischs (Parodontitis), oder anderen häufig nicht erkannten Infekten mit bestimmten Erregern, wie z. B. den Chlamydien.
Depression: Depressionen als Folge von Schlaganfällen sind nicht selten. Umgekehrt werden sie heute aber auch als Risikofaktoren für das Auftreten eines Schlaganfalls gesehen.
Mit anderen Worten: Es besteht ein Zusammenhang zwischen der Stimmungslage des Betroffenen und dem Auftreten von Schlaganfällen. Die genauen Zusammenhänge sind bislang aber noch nicht geklärt. Möglicherweise verursacht eine Depression über den Stress eine Blutdruckerhöhung mit den negativen Konsequenzen für das Herz-Kreislauf-System.

Neueste Untersuchungen zeigen, dass eine Depression sowohl Ursache als auch Risikofaktor für einen Schlaganfall sein kann.

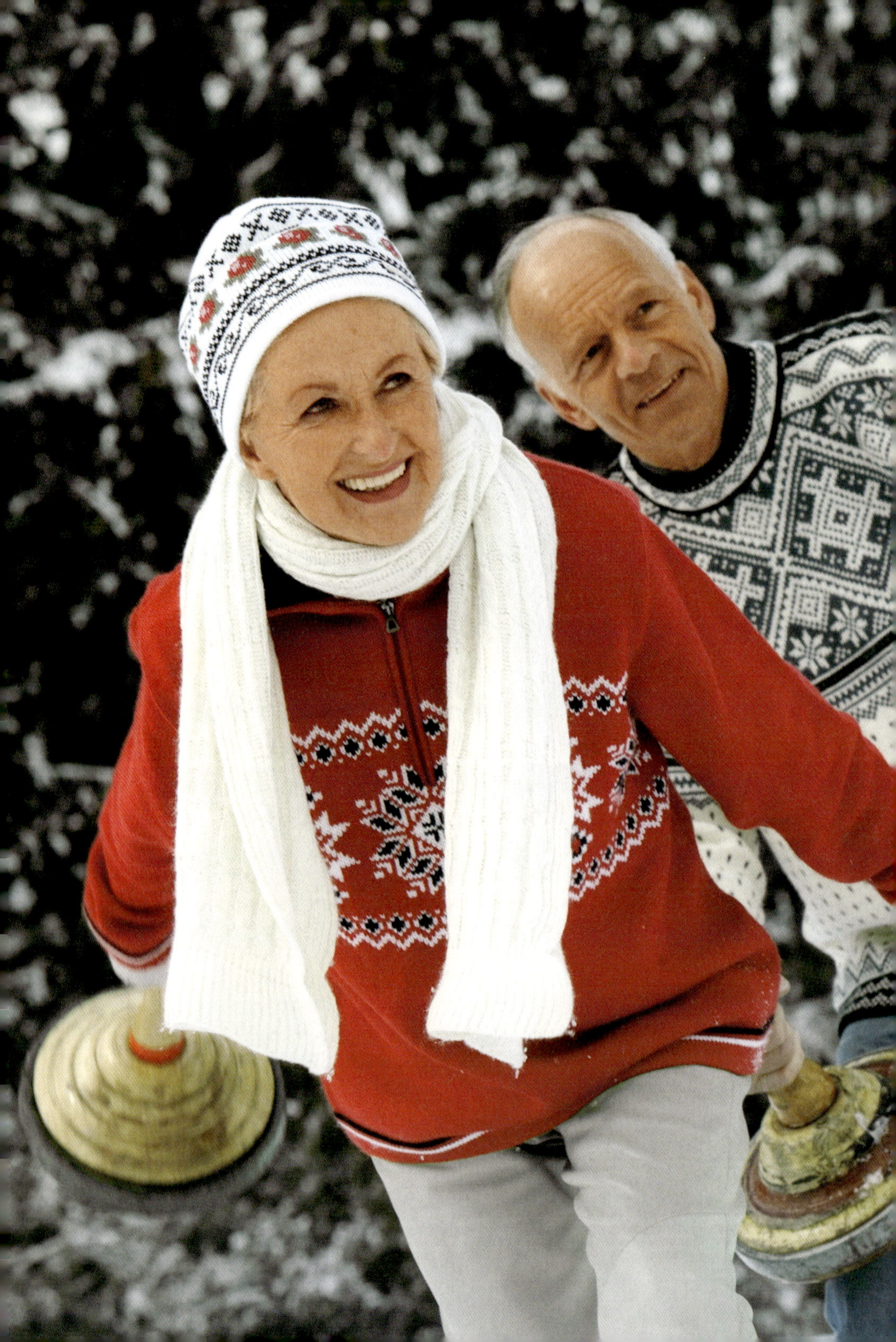

Was kann ich vorbeugend tun?

Der Schlaganfall ist eine lebensbedrohliche Krankheit, deren Folgen das Leben der Betroffenen stark beeinträchtigen können. Aus diesem Grund ist es besonders wichtig, dass eine Vorbeugung dieser Krankheit frühzeitig in Angriff genommen wird.
In diesem Kapitel werden Verhaltensmaßnahmen dargestellt, die jeder Einzelne in Zusammenarbeit mit seinem Arzt unternehmen kann, um das Risiko für einen ersten Schlaganfall bzw. für einen erneuten Schlaganfall zu senken. Neben der medikamentösen Behandlung bestimmter Krankheitsbilder stellen Lebensstiländerungen einen zentralen Teil der Vorbeugung dar.

Vorbeugung bedeutet Risikosenkung

Der wichtigste Schritt zur Vermeidung eines (weiteren) Schlaganfalls ist ein bewusster Lebensstil mit gesunder Ernährung, ausreichend Bewegung und ein möglichst vollständiger Verzicht auf Genussgifte.
Mit diesen Maßnahmen kann man gleichzeitig gegen die Risikofaktoren Bluthochdruck, Diabetes und Fettstoffwechselstörung vorgehen. Neben den selbst durchführbaren Maßnahmen zur Änderung des Lebensstils spielen bei diesen Krankheitsbildern aber auch medikamentöse Therapien eine wichtige Rolle.
Alle angesprochenen Schritte gelten in mehr oder weniger gleichem Maß für Menschen, bei denen noch kein Schlaganfall eingetreten ist, aber Risikofaktoren vorliegen, und für diejenigen, die schon ein Schlaganfall erlitten haben und bei denen ein entsprechender Risikofaktor besteht.

Grundsätzlich müssen alle vorbeugenden Maßnahmen mit dem behandelnden Arzt abgesprochen werden.

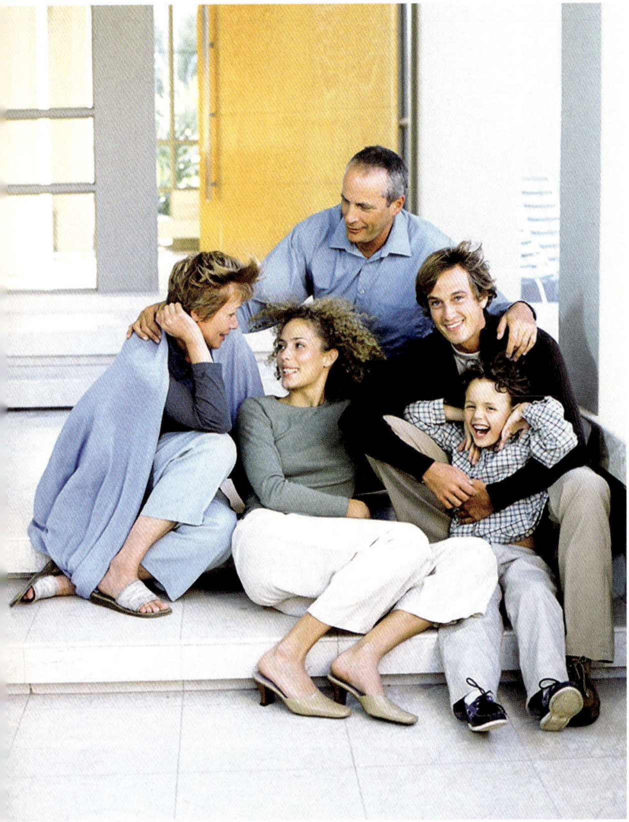

Die beschriebenen Risikofaktoren sind in ihrer Wirkung verknüpft. Die Beeinflussung des einen hat Auswirkungen auf die anderen. Gelingt es dem Betroffenen, an einer zentralen Stelle in diesem Wirkgefüge anzusetzen, dann hat dies mannigfaltige positive Auswirkungen: Vermehrte körperliche Aktivität hat eine Senkung der Blutfette und damit ein geringeres Körperfett zur Folge, dies wiederum bewirkt einen erniedrigten arteriellen Blutdruck, der sich schließlich positiv auf das Schlaganfallrisiko auswirkt. Eine Reduzierung des Körpergewichts erleichtert außerdem die Blutzuckerkontrolle.
Umgekehrt hat ein vernachlässigter Risikofaktor negative Auswirkungen auf die anderen Risikofaktoren. Ein größeres Körpergewicht wird einen steigenden Blutdruck zur Folge haben und damit ein erhöhtes Schlaganfallrisiko.

Krankheiten als Risikofaktor

Ein erhöhter Blutdruck ist der wichtigste beeinflussbare Risikofaktor für einen Schlaganfall. Dessen Behandlung steht deshalb an oberster Stelle.
Ebenso wichtig, aber in der Wirksamkeit zur Reduzierung des Schlaganfallrisikos bei Menschen, die noch keinen Schlaganfall erlitten haben, nicht so gut belegt, ist die Senkung des Blutzuckerspiegels. Ein erhöhter Blutfettwert sollte ebenfalls umgehend behandelt werden.

Bluthochdruck

Ein Bluthochdruck (Hypertonie) liegt vor, wenn der systolische Wert (oberer Wert beim Messen) über 140 mmHg liegt oder der diastolische Wert (unterer Wert) mehr als 90 mmHg beträgt.

Weil ein hoher Blutdruck in der Regel in frühen Stadien kaum Beschwerden bereitet, wird seiner Behandlung vom Betroffenen häufig keine ausreichende Bedeutung beigemessen.

Die genaue Einstellung des Blutdrucks muss aber stets an erster Stelle bei der Behandlung der Risikofaktoren für einen Schlaganfall stehen.

Hierbei sollte zunächst immer versucht werden, den erhöhten Blutdruck mit nichtmedikamentösen Mitteln zu bekämpfen. Diese umfassen eine gesunde, fettarme Ernährung zur Reduzierung oder Vermeidung von Übergewicht (siehe Seite 53 ff.) und zur Senkung eines erhöhten Cholesterinspiegels, ausreichend Bewegung (siehe Seite 59), Stressabbau sowie der wenn möglich vollständige Verzicht auf Rauchen und Alkohol (siehe Seite 60 ff.). Wenn zur Senkung des Bluthochdrucks eine medikamentöse Therapie notwendig wird, sollten diese vorbeugenden Maßnahmen auf jeden Fall unterstützend beibehalten werden.

Angestrebt wird ein Blutdruckwert, der mit dem oberen Wert unter 140 mmHg und dem unteren Wert unter 90 mmHg liegt. Auch der allein im oberen Wert erhöhte Blutdruck sollte gesenkt werden!

Blutdruckmessung

Die regelmäßige (in der Regel zweimal tägliche), selbstständige Kontrolle des Blutdrucks ist ebenfalls eine wichtige Maßnahme, um eine bessere Einstellung zu erreichen. Bei der neben der gelegentlichen Messung beim Hausarzt vorgenommenen Eigenmessung kann häufig der wahre Blutdruckwert festgestellt werden, da in der häuslichen Umgebung keine störenden äußeren Faktoren (Stress, Aufregung) vorliegen.

Ein Bluthochdruck muss behandelt werden, auch wenn kein Schlaganfall stattgefunden hat und noch keine Beschwerden vorliegen.

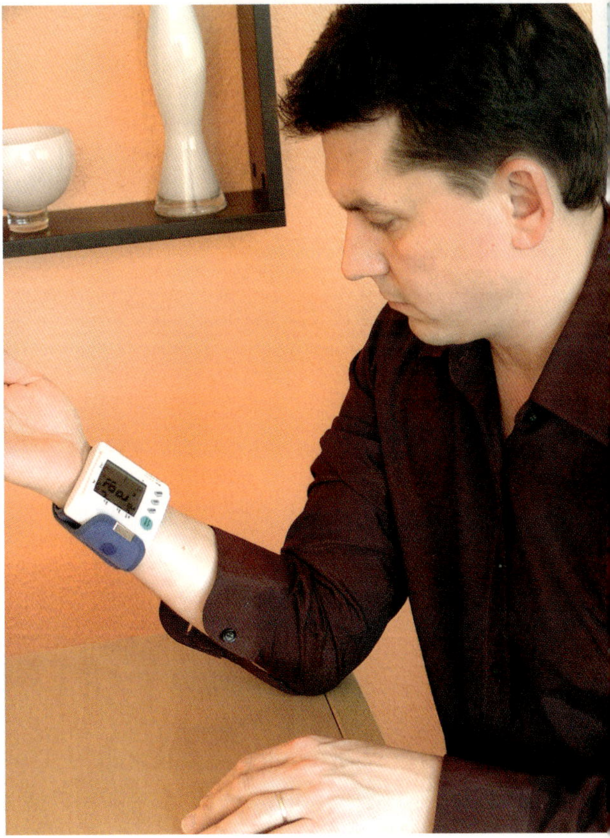

Kauf eines Blutdruckmessgeräts

Achten Sie beim Kauf eines Blutdruckmessgeräts darauf, dass das Produkt mit dem Gütesiegel der Deutschen Hochdruckliga (DHL) ausgezeichnet ist. Die Hochdruckliga hat verschieden Automaten zur Blutdruckselbstmessung hinsichtlich ihrer Messgenauigkeit getestet und zertifiziert.

Zwischen den einzelnen verwendeten Medikamenten lassen sich keine wesentlichen Unterschiede in ihren risikosenkenden Wirkungen feststellen. Die Auswahl der geeigneten Medikamente obliegt dem behandelnden Arzt! Nur die fortlaufende Einnahme garantiert den Behandlungserfolg.

Ein weiterer Vorteil der Bluthochdruckselbstmessung ist, dass Betroffene in regelmäßigen Abständen an den erhöhten Blutdruck erinnert werden und damit eine Motivation für Verhaltensänderungen behalten.

Die Messung muss mit einem geeichten Blutdruckmessgerät durchgeführt werden. Die Selbstmessung sollte aber vom Arzt immer wieder überprüft werden, um die Therapietreue der Betroffenen zu fördern.

Zusätzlich sollte der Betroffene ein Bluthochdrucktagebuch führen, anhand dessen er nach längerer Zeit z. B. Blutdruckschwankungen auf Verhaltensänderungen zurückführen kann (z. B. Stressbewältigung durch Meditation, regelmäßige Sportstunde, neue Ernährungsgewohnheiten).

Medikamente zur Blutdrucksenkung

Für die medikamentöse Behandlung des erhöhten Blutdrucks spielt es eine Rolle, ob schon ein Schlaganfall stattgefunden hat oder nicht. Ist noch kein Schlaganfall aufgetreten, sollten bestimmte Medikamente, die sogenannten Alphablocker, nicht gegeben werden. Hierzu ist der behandelnde Arzt zu befragen.

Ist es aber schon zu einem Schlaganfall gekommen, dann sind bestimmte Medikamentenkombinationen anderen vorzuziehen. Generell ist aber davon auszugehen, dass alle blutdrucksenkenden Medikamente gleich wirksam sind.

Ernährung, Bewegung, Stress

Neben den medikamentösen Maßnahmen können aber auch eine Ernährungsumstellung sowie körperliche Aktivität und das Bewältigen von Stress zur Senkung des erhöhten Blutdrucks beitragen, und sollten deshalb immer gleichzeitig mit berücksichtigt werden.

Manche Menschen mit Bluthochdruck reagieren ausgesprochen positiv auf eine Reduzierung des Salzgehalts in der Nahrung. Im Allgemeinen wird deshalb eine eher salzarme Ernährung empfohlen. So führt eine kochsalzarme Ernährung zu einer durchschnittlichen Senkung des Blutdrucks um etwa zehn mmHg.

Lebensmittel	Salzgehalt in mg/100 g
Wurstwaren	500–1.500
Käse	500–1.300
Cornflakes	1.100
verarbeiteter Fisch	500–1.000
Brot ungesüßt	400–600
Gemüsekonserven	200–300
Frischfisch	um 100
Frischfleisch	um 100
Milch	50

Kochsalzarm bedeutet zunächst einmal Verzicht auf das Nachsalzen am Tisch. Ideal ist ein täglicher Verbrauch von zwei bis drei Gramm pro Tag. Keinesfalls sollten sechs bis acht Gramm pro Tag überschritten werden. Tatsächlich verbrauchen deutsche Konsumenten aber zehn bis zwölf Gramm pro Tag!

Bei der Nahrungsmittelauswahl und -zubereitung ist es wichtig, zu bedenken, dass viele Konserven, aber auch Fertiggerichte und Backwaren, schon Salz als Geschmacksverstärker enthalten. In obiger Tabelle finden Sie den durchschnittlich enthaltenen Salzgehalt pro 100 Gramm des entsprechenden Lebensmittels.

Diabetes und erhöhte Blutfettwerte

Neben der Beeinflussung des Bluthochdrucks gilt es, Blutzucker- und Blutfettwerte im normalen Bereich zu halten. Ein normaler Blutzucker liegt nüchtern gemessen vor, wenn die Blutzuckerkonzentration nicht über 3,9 bis 6,1 mmol/l (entsprechend 70 bis 110 mg/dl) liegt.

Wichtig bei schon bestehendem erhöhtem Blutdruck und als Vorbeugung von Bluthochdruck ist eine kochsalzarme Ernährung.

Diabetes mellitus

Die Ursachen des sogenannten Typ-2-Diabetes (ca. 90 bis 95 Prozent der Menschen mit Diabetes leiden an diesem Krankheitstyp) sind eine genetische Veranlagung sowie Übergewicht und Bewegungsmangel.
Die Behandlung eines erhöhten Blutzuckers stützt sich deshalb sowohl auf ein geändertes Ernährungsverhalten und mehr Bewegung als auch auf medikamentöse Maßnahmen.
Auch hier gelten die ab Seite 53 aufgeführten Empfehlungen zu einer gesunden, ausgeglichenen Ernährung und ausreichend körperlicher Aktivität.

Diabetiker und Bluthochdruck

Ein besonderes Augenmerk ist auf die Blutdruckeinstellung bei Diabetikern zu richten: Diese müssen schon ab einem Blutdruck von systolisch 130 mmHg oder diastolisch 85 mmHg behandelt werden. Als Medikamente sind in erster Linie die sogenannten ACE-Hemmer oder AT1-Blocker zu verwenden.

Die Maßnahmen zur Blutdrucksenkung müssen hier noch mit größerem Nachdruck erfolgen, weil vor allem die Folgen der kombinierten Risikofaktoren auf andere Organe als das Hirn in den Vordergrund treten können. So besteht ein erheblich höheres Risiko für die Schädigung von Netzhaut und Nierenfunktion, wenn neben dem Hochdruck auch noch ein Diabetes mellitus vorliegt.

Diabetes ist eine der häufigsten Stoffwechselerkrankungen, an der heute Millionen von Menschen jeder Altersstufe leiden.

Erhöhter Cholesterinspiegel
Die Menschen in den Industrieländern bewegen sich immer weniger, sowohl privat als auch im Beruf, und essen immer fetthaltiger. Auch der Verbrauch an Genussmitteln nimmt weiter zu.
All dies befördert die steigende Zahl an Stoffwechselstörungen und -erkrankungen.

Um einem erhöhten Cholesterinspiegel vorzubeugen, genügen oft schon wenige Maßnahmen und Lebensstiländerungen, die einfach in den Alltag integriert werden können. Hierzu gehören eine gesunde, ausgewogene Ernährung und, falls nötig, eine Reduzierung des Übergewichts sowie körperliche Aktivität.
Erhöhte Blutfettwerte sind medikamentös zu behandeln, wenn Maßnahmen der Ernährungsumstellung zu keiner Verringerung der Werte geführt haben.

Eine allgemeine Empfehlung für die medikamentöse Senkung kann noch nicht gegeben werden, da entsprechende Untersuchungen fehlen. Es besteht aber Übereinstimmung unter Neurologen, dass insbesondere bei Menschen mit erhöhtem Blutzucker eine Behandlung sinnvoll ist.

Daneben sollte auch bei Menschen mit einer koronaren Herzerkrankung (hier macht sich die Erkrankung der Arterien durch ein Engegefühl in der Brust oder Schmerzen bemerkbar) oder mit einer arteriellen Verschlusskrankheit der Beine eine Behandlung mit einem cholesterinsenkenden Medikament großzügig in Erwägung gezogen werden.

Änderung des Lebensstils

Unser Lebensstil ist häufig geprägt von Hektik und Stress, ungesunder Ernährung und Bewegungsmangel.
Natürlich gibt es eine Reihe von wenig beeinflussbaren Faktoren wie berufliche Anforderungen, körperliche Beschwerden etc. Grundsätzlich ist es aber jedermann (zumindest bis zu einem gewissen Grad) möglich, seinen Lebensstil umzustellen und einen gesundheitsfördernden Umgang mit Körper und Geist zu verwirklichen, um das Risiko für einen Schlaganfall zu vermindern.
Gut zu beeinflussende Risikofaktoren sind vor allem eine falsche Ernährung, Bewegungsmangel und der Gebrauch der Genussgifte Tabak und Alkohol. Auch der regelmäßige Wechsel von Anspannung und Entspannung spielen eine wichtige Rolle bei der Vorbeugung. Aus diesem Grund sollten Übungen für die Stressbewältigung (Yoga, Meditation, Progressive Muskelentspannung, autogenes Training) in den Alltag integriert werden.

Man ist, was man isst

Wer kennt das nicht: morgens ein Kaffee und ein Croissant auf die Hand für das schnelle Frühstück im Bus; mittags in der Kantine das Cordon bleu mit Bratkartoffeln; und nach vielen Überstunden abends schnell eine Fertigpizza aus der Tiefkühltruhe. Aber egal, ob berufstätig, Hausfrau oder Rentner – schlechte Essgewohnheiten sind in jeder Bevölkerungsgruppe anzutreffen. Verbunden mit dem Genuss von Alkohol und Tabak ist dieser ungesunde Lebensstil ein wichtiger Risikofaktor für Schlaganfall, dessen negativer Einfluss aber bereits durch kleine Änderungen deutlich reduziert werden kann.

Hauptnahrungsgruppen

Eine ausgewogene Ernährung setzt sich aus den drei Hauptnahrungsgruppen Kohlenhydrate (55 Prozent), Fett (30 Prozent) und Eiweiß (15 Prozent) zusammen.
Kohlenhydrate: Aus einfachen Kohlenhydraten (z. B. Haushaltszucker, Honig, Obst) kann der

Eine Änderung der Ernährungsgewohnheiten fördert die Blutdrucksenkung und mindert das Schlaganfallrisiko.

Beeinflussbare Risikofaktoren

Die wichtigsten nicht medikamentös veränderbaren Ursachen für einen Schlaganfall sind:

- Übergewicht
- Bewegungsmangel
- Rauchen
- Alkoholgenuss

Ballaststoffe

Ballaststoffe sind komplexe Kohlenhydrate, die in pflanzlicher Nahrung enthalten sind und nicht verdaut werden. Sie quellen im Darm auf und bewirken dadurch ein längeres Sättigungsgefühl. Außerdem senken sie den Cholesterinspiegel im Blut. Ballaststoffe sind z. B. enthalten in Obst, Gemüse, Naturreis, Vollkornprodukten, Haferflocken und Kartoffeln.

Körper sofort Energie gewinnen. Komplexe Kohlenhydrate (z. B. Getreide, Kartoffeln, Hülsenfrüchte) können nicht direkt in Energie umgewandelt, sondern müssen vom Darm erst zerlegt werden. Dadurch steigt der Blutzuckerspiegel langsamer an als bei der Aufnahme von einfachen Kohlenhydraten und das Sättigungsgefühl hält länger vor. Deshalb sollte man sich hauptsächlich von Vollkornprodukten ernähren, da diese länger sättigen und dem Körper gleichzeitig wichtige Nährstoffe zuführen.

Eiweiß: Da der Körper diese lebenswichtigen Stoffe (Bestandteil des Skeletts, des Bluts, der Zellen und der Enzyme) selbst nicht ausreichend herstellen kann, müssen ihm Eiweiße über die Nahrung zugeführt werden (z. B. Fleisch, Geflügel, Fisch, Sojaprodukte). Allerdings enthält der Speiseplan der meisten Menschen zu viel Eiweiß, da der Fleischkonsum relativ hoch ist, was wiederum ein Risikofaktor für Arteriosklerose darstellt.

Fett: Diese Nährstoffgruppe liefert am meisten Energie, ist Bestand-

Werden dem Körper mehr Kohlenhydrate oder Eiweiß zugeführt, als er verwerten kann, werden diese in Fett umgewandelt und im Gewebe gespeichert.

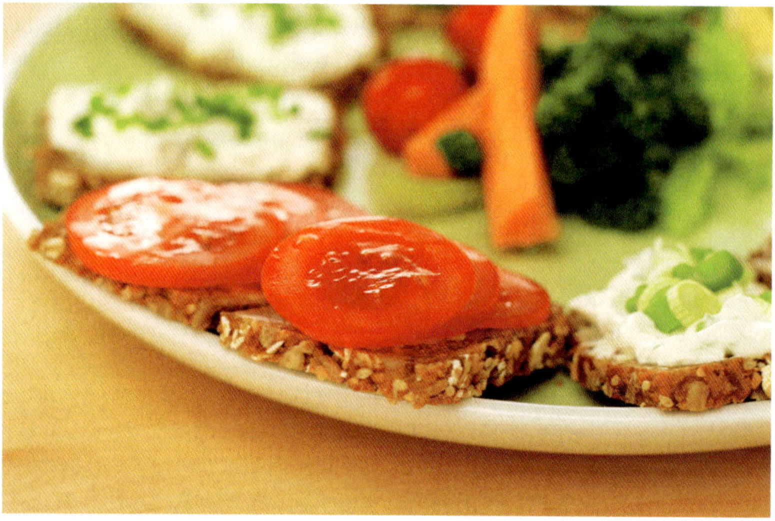

teil der Zellhüllen und wird im Körper bei der Vitaminaufnahme benötigt. Die in den einzelnen Fetten enthaltenen Fettsäuren bestimmen die Eigenschaften des Fetts:

- Gesättigte Fettsäuren (tierische Lebensmittel wie Fleisch, Wurst, Milch, Käse, Kokosfett, fettreiche Süßigkeiten, Backwaren, Mayonnaise) liefern viel Energie, aber kaum wichtige Stoffe für den Körper, weshalb sie schnell in Fettdepots im Körper gelagert werden. Auch erhöht ein häufiger Verzehr den Cholesterinspiegel und insbesondere den Anteil an LDL-Cholesterin (siehe Seite 39).

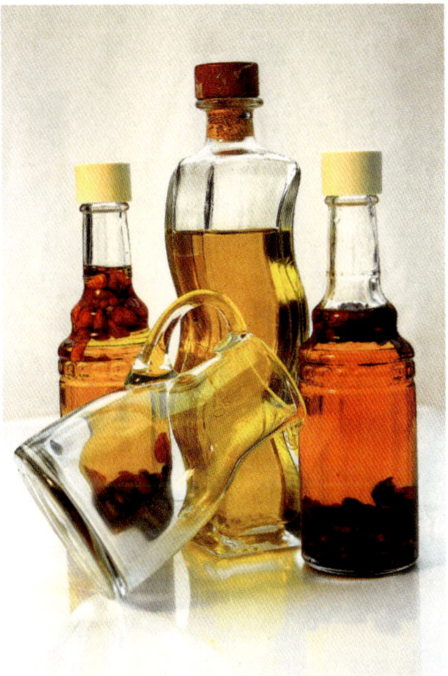

Bei der Zubereitung der Speisen sollte möglichst wenig Fett verwendet werden.

Fette in der Nahrung

Damit die ungesättigten Fettsäuren ihren guten Einfluss voll entfalten können, müssen dem Körper gleichzeitig weniger gesättigte Fette zugeführt werden. Um einen möglichst gesunden Speiseplan zu erstellen, sollten Sie deshalb auf die Fettzusammenstellung der einzelnen Lebensmittel achten.

Lebensmittel	gesättigte Fette in g/100 g	ungesättigte Fette in g/100 g
Butter	100	
Margarine	30	40
Vollmilch	3,5	3,8
Joghurt	2	4
Ei	25	35
mageres Schweinefleisch	10	15
Schweinebauchfleisch	40	
Huhn (Brust)	0,5	1
Huhn mit Haut	10	
Fisch	10	15
Lamm (Filet)	3	4
Lamm (Kotelett)	30	
Rind (mager)	10	12

Gute Fette

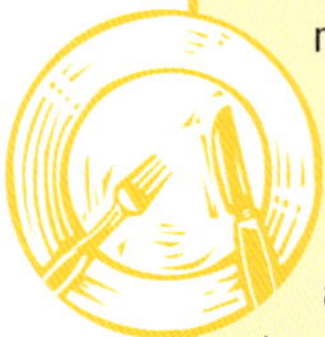

Untersuchungen in verschiedenen Ländern haben gezeigt, dass mehrfach ungesättigte Fette Vorteile gegenüber den gesättigten Fetten bezüglich ihres Einflusses auf Schlaganfälle und Herzinfarkte haben. So haben z. B. Eskimos, in deren Lebensraum die mehrfach ungesättigten Fette durch Fischmahlzeiten bereitgestellt werden, ein geringeres Risiko für eine derartige Erkrankung, ebenso Bewohner derjenigen Länder, in denen Olivenöl einen wichtigen Platz in der Küche einnimmt (mediterrane Kost).

Omega-3-Fettsäuren sind auch in pflanzlichen Ölen enthalten (z. B. Leinsamen-, Raps-, Soja- und Walnussöl), allerdings in so geringer Menge, dass sie bei normalem Gebrauch nie den Tagesbedarf decken.

- Einfach ungesättigte Fettsäuren (pflanzliche Öle wie Oliven-, Raps- oder Distelöl) wirken sich positiv auf den Fettstoffwechsel aus, da sie wichtige Substanzen für die Bauprozesse im Körper liefern, die Fließeigenschaften des Bluts verbessern und zu einer Senkung des Cholesterinspiegels führen.
- Mehrfach ungesättigte Fettsäuren werden in zwei Gruppen aufgeteilt: Omega-3-Fettsäuren oder Linolensäure (Seefische wie Makrele, Lachs, Hering, Kabeljau) und Omega-6-Fettsäuren oder Linolsäure (Pflanzenöle wie Leinsamen-, Raps-, Soja- und Walnussöl). Diese Fettsäuren verbessern die Fließeigenschaften des Bluts und sind wichtig für die Entwicklung der Gehirnfunktionen, Omega-3-Fettsäuren senken erwiesenermaßen den Cholesterinspiegel und wirken antientzündlich.

Grundsätzlich sollte man auf eine Reduzierung des Fettanteils bei der Nahrung achten und vor allem den Anteil der ungesättigten Fette erhöhen. In der Tabelle auf Seite 55 können Sie den durchschnittlichen Gehalt der verschiedenen Fette in unterschiedlichen Nahrungsmitteln vergleichen.
Die tägliche Fettmenge sollte 60 Gramm (oder 30 Prozent der Gesamtkalorienaufnahme) nicht überschreiten. Das Problem ist, dass der größte Teil als „versteckte" Fette (z. B. Käse, Wurst, Fleisch etc.) aufgenommen wird, d. h., man merkt häufig nicht, wie hoch die Fettzufuhr ist. Greifen Sie deshalb bei Ihrem Einkauf bevorzugt zu mageren Lebensmitteln, bei sichtbarem Fett (wie Speisefette, Öle und Butter) immer zu Pflanzenölen mit ungesättigten Fettsäuren.

Der tägliche Speiseplan
Neben einer ausgewogenen, fettarmen Ernährung mit vielen Ballaststoffen sollte für die Erstellung eines gesunden Speisezettels außerdem noch Folgendes beachtet werden.
Frisches Gemüse und Obst, sowohl frisch oder gefroren als auch

in Form von Saft, gehört auf den täglichen Speiseplan, am besten fünf Portionen pro Tag. Diese enthalten Ballaststoffe und wichtige Vitamine, Mineralstoffe und Spurenelemente.
Fisch sollte ebenfalls öfter gegessen werden. Schon eine regelmäßige Fischmahlzeit zweimal die Woche senkt das Schlaganfallrisiko! Ein zusätzlicher positiver Effekt von rohem Fisch wie er im Sushi verwendet wird, ist nicht belegt.
Der Verzehr von rotem Fleisch sollte reduziert werden, vor allem, wenn ein hoher Blutdruck und eine Hypercholesterinämie vorliegt.

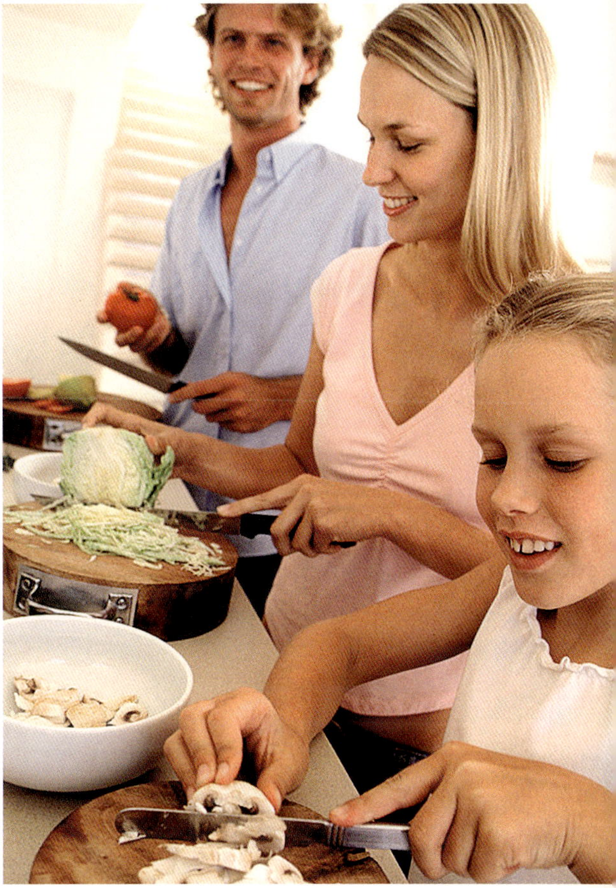

Der Weg zum gesunden Körpergewicht

Übergewicht entsteht, wenn man mehr Kalorien zu sich nimmt, als man verbraucht. So speichert der Körper die überschüssige Energie, die durch die Nahrung zugeführt wird, in Form von Fett ab.
Das normale Körpergewicht wird heutzutage in Abhängigkeit von der Größe mit dem sogenannten Body-Mass-Index (BMI) bestimmt. Der BMI errechnet sich aus dem Körpergewicht in Kilogramm geteilt durch die Körpergröße zum Quadrat. Als normal gelten für eine Frau ein BMI von 19 bis 24 und für einen Mann ein

Gesunde Ernährung

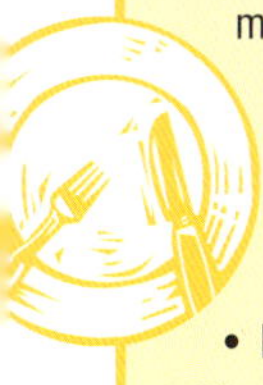

Beachten Sie folgende Vorgaben bei der Zubereitung und Zusammenstellung Ihrer Ernährung:

- kochsalzarm und fettarm
- viel Gemüse und Obst
- reich an komplexen Kohlenhydraten
- kein fettes Fleisch
- überwiegend Geflügel, Wild und Fisch
- Olivenöl und mehrfach ungesättigte Fette

Berechnung des Body-Mass-Index

Formel für BMI: Körpergewicht in kg : Körpergröße in m^2

Beispiel: Körpergewicht: 58 Kilo

Körpergröße: 1,70 Meter

Berechnung: $\frac{58\ \text{kg}}{1{,}70\ \text{m} \times 1{,}70\ \text{m}} = 20{,}06\ \text{BMI}$

Einordnung des Körpergewichts

	männlich	weiblich
Untergewicht: Sie sollten Ihr Gewicht unter gar keinen Umständen weiter reduzieren!	< 20	< 19
Normalgewicht: Halten Sie dieses Gewicht bei. Die regelmäßige Bewegung dient in diesem Fall Ihrer Fitness, nicht aber dem Abnehmen.	20–25	19–24
Übergewicht: Sie sollten ein paar Kilos abnehmen.	25–30	24–30
Adipositas: Reduzieren Sie dringend Ihr Gewicht!	30–40	30–40
massive Adipositas: Bei dieser Höhe des Übergewichts sollten Sie sich von Ihrem Arzt beraten lassen, wie Sie gesund und langfristig Ihr Gewicht normalisieren können.	> 40	> 40

BMI von 20 bis 25. Ein 100 kg schwerer, 187 cm großer Mann hat dementsprechend ein BMI von $100 / 1{,}87^2 = 28{,}8$ und wäre damit übergewichtig.

Besonders gefährdet sind Personen mit einem hohen Anteil an

Waist-to-Hip-Ratio

Berechnung des Waist-to-Hip-Ratio:

$$\frac{\text{Taillenumfang in Zentimetern}}{\text{Hüftumfang in Zentimetern}}$$

Bewertung: Bei Frauen sollte der errechnete Wert unter 0,85 liegen, bei Männern unter 0,95.

Fettgewebe im Bauchraum (siehe Seite 42). Der Taillenumfang oder das Verhältnis von Taillen- zu Hüftumfang (sogenanntes Waist-to-Hip-Ratio) sagt sogar noch besser das Risiko für einen Schlaganfall voraus als der BMI. Die Messung des Bauchumfangs ist deshalb der Ermittlung des BMI vorzuziehen. Als unbedenklich gilt ein Wert für Männer unter 0,95 und für Frauen unter 0,85.

Wenn Sie Ihr Gewicht reduzieren wollen, sollten Sie vor allem zwei Dinge haben: Geduld und Motivation. Nehmen Sie sich nicht zu viel vor (fünf Prozent in einem Jahr ist schon toll!), denn mit „10 Kilo in 10 Tagen"-Diäten oder einer sehr einseitigen Ernährung schaffen Sie es auf Dauer nicht, die überflüssigen Pfunde zu verlieren (Jo-Jo-Effekt).

Essen Sie fett- und kalorienarm (wenn Sie abnehmen wollen, nicht mehr als 30 Gramm Fett bzw. 30 Prozent der Gesamtkalorienzahl und 1.200 Kalorien pro Tag) und stellen Sie Ihren Speiseplan Schritt für Schritt um. Meiden Sie außerdem Alkohol und bewegen Sie sich regelmäßig.

Werden Sie aktiv!

Bewegungsmangel ist ein weiterer wichtiger Risikofaktor für den Schlaganfall. Durch regelmäßige körperliche Aktivität lässt sich dieses Risiko um bis zu ein Drittel senken. Körperliche Bewegung ist für Menschen aller Altersgruppen empfehlenswert und trägt bei gemäßigter, der jeweiligen Person angepassten Ausübung, zu gesundheitlichem und seelischem Wohlbefinden bei.

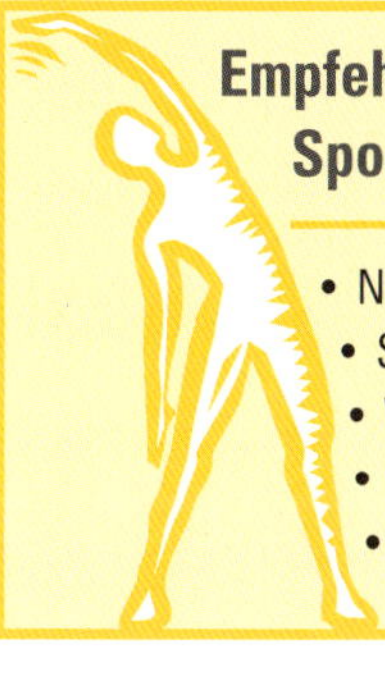

Empfehlenswerte Sportarten

- Nordic Walking
- Schwimmen
- Wandern
- Fahrradfahren
- Laufen

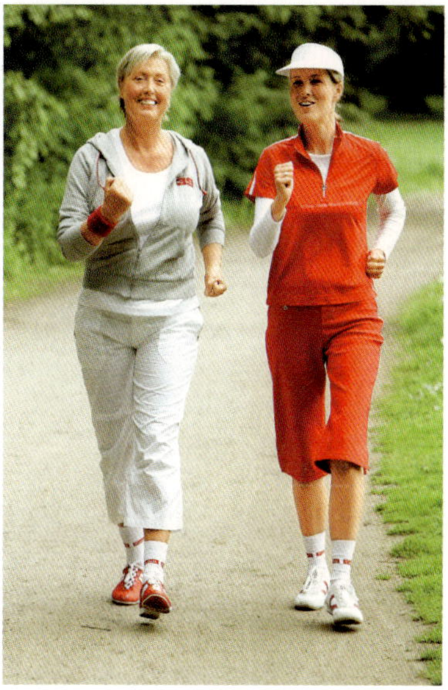

Die positive Wirkung der sportlichen Aktivität erfolgt über die Senkung des Blutdrucks, die Verminderung des Blutzuckers und der Blutfette. Bewegung hat außerdem einen guten Einfluss auf die Blutgerinnung und trägt zur Gewichtsnormalisierung bei. Die Risikosenkung ist nicht an eine Altersgruppe gebunden!

Empfohlen wird dreimal 30 Minuten Bewegung pro Woche. Der Pulsschlag während der Übungen sollte den Wert 160 minus Lebensalter nicht übersteigen und man sollte sich während der Übungen noch immer ohne Atemnot unterhalten können. Entscheidend für den schützenden Effekt ist die Regelmäßigkeit der Übungen.

Der Jo-Jo-Effekt
Diäten, mit denen man in kürzester Zeit viel Gewicht verliert, führen zu einem als Jo-Jo-Effekt bekannten Wirkungsmechanismus: Der Körper stellt sich während der Diät auf die geringere Nährstoffzufuhr ein und beginnt, Energie zu sparen. Wenn man nach der Diät wieder mehr Kalorien zu sich nimmt, bedeutet das für den Körper einen Energieüberschuss, der in Form von Fett gespeichert wird.

Regelmäßige körperliche Aktivität mindert das Schlaganfallrisiko.

Bei Bestehen von Herzerkrankungen ist vor der Aufnahme einer regelmäßigen körperlichen Belastung der Arzt zu konsultieren.

Eine Beschränkung auf bestimmte Sportarten kann nicht empfohlen werden. Allerdings sollten folgende Regeln eingehalten werden, die alle dazu dienen, dass plötzliche Blutdruckspitzen vermieden werden:

- keine Übungen mit abwärts geneigtem Kopf
- keine plötzlichen Drehbewegungen des Kopfs
- keine Übungen mit starkem Pressen, insbesondere wenn hoher Blutdruck vorliegt; insbesondere kein Gewichtheben
- kein Kampfsport
- Ballkampfsportarten nur mit Einschränkungen
- Vermeiden von praller Sonne und starker Hitze
- immer auf ausreichende Flüssigkeitszufuhr achten

Verzicht auf Genussmittel

Wie bereits erwähnt, sind der Konsum der Genussmittel Tabak und Alkohol ein großer Risikofaktor für das Krankheitsbild Schlaganfall.

Insbesondere Rauchen hat einen sehr schädlichen Einfluss und kann die Entwicklung der Arteriosklerose begünstigen.

Werden Sie Nichtraucher!

Das Rauchen, auch das sogenannte Passivrauchen, ist ein wichtiger Risikofaktor für Gefäßerkrankungen allgemein und damit auch für den Schlaganfall. Etwa ein Viertel aller Schlaganfälle sind auf das Rauchen zurückzuführen.

Bei Menschen, die mit dem Rauchen aufhören, sinkt die Gefahr, einen Herzinfarkt zu erleiden, um 50 Prozent, Ähnliches gilt für die Gefahr von Schlaganfällen.

Nach zwölf Monaten Rauchverzicht halbiert sich das Risiko für Gefäßerkrankungen gegenüber Rauchern; nach fünf Jahren ist es nur noch geringfügig höher als bei Menschen, die noch nie geraucht haben.

Obwohl insbesondere nach einem Schlaganfall häufig die Bereitschaft zu einer Verhaltensänderung und einem Verzicht auf Tabak besteht, fällt es vielen Menschen schwer, dauerhaft das Rauchen zu unterlassen.

Denn die Abhängigkeit von Nikotin ist sowohl körperlicher als auch psychischer Natur, wobei letztere bedeutend schwieriger zu bekämpfen ist.

Um der Versuchung zu widerstehen, sollten Sie deshalb Ihr Umfeld zur rauchfreien Zone erklären, Familie, Freunde und Bekannte über Ihr Vorhaben informieren und den Besuch von Orten, an denen geraucht wird, möglichst ganz vermeiden.

Damit Sie den Suchtkreislauf erfolgreich durchbrechen, ist es besonders wichtig, Situationen, in denen Sie früher zur Zigarette gegriffen haben, zu überstehen. Genießen Sie nach einem stressigen Gespräch den tiefen Zug an einer Zigarette, um die Nerven zu beruhigen? Halten Sie sich bei der Party, auf der Sie niemanden kennen, immer an einer Zigarette fest? Gehört zu dem Frühstückskaffee einfach immer eine Zigarette?

Diese psychische Abhängigkeit können Sie z. B. mithilfe eines Verhaltenstrainings ändern, am

Der Weg zu einem rauchfreien Leben

Die individuelle Entwöhnung ohne Inanspruchnahme professioneller Hilfe gelingt dauerhaft nur in Ausnahmefällen. Für die Abkehr vom Tabak ist deshalb eine kombinierte Behandlung empfehlenswert, die Information, medikamentöse Unterstützung und in der Selbsthilfegruppe eingeübte Verhaltensänderungen umfasst.

Die Entwöhnung vom Nikotin ist sehr schwierig und gelingt nicht allen – man rechnet lediglich mit einer Erfolgsquote von drei Prozent. Häufig erhöht sich auch das Körpergewicht.

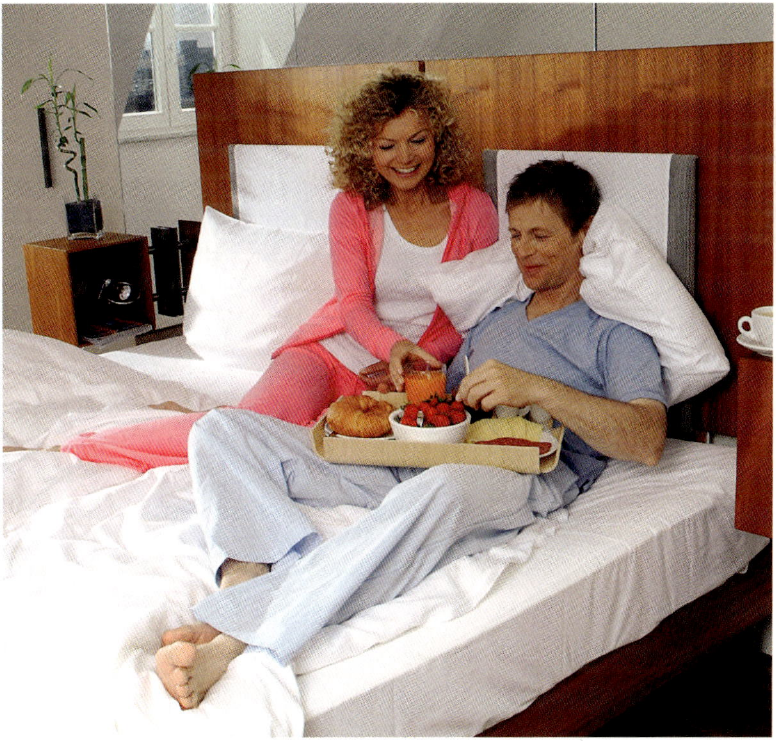

Risikofaktor Alkohol

Alkoholkonsum, egal in welcher Form, erhöht das Schlaganfallrisiko, wenn durchschnittlich mehr als 40 (Frauen) bzw. 60 Gramm (Männer) pro Tag konsumiert werden!
Das Risiko steigt mit der Menge des getrunkenen Alkohols und der Dauer des Gebrauchs.

besten unter professioneller Anleitung. So lernen Sie mit der Zeit, Ihre Nerven z. B. mit einem kurzen Spaziergang an der frischen Luft anstatt mit einer Zigarette zu beruhigen.
Sehr wirksam ist die regelmäßige Teilnahme an einer Raucherentwöhnungsgruppe. Aber auch die Verwendung von Hilfsmitteln wie Nikotinpflastern, Nikotinkaugummis oder speziellen Medikamenten, die den Drang zur Zigarette dämmen, kann bei dem Kampf gegen die Sucht helfen. Eine unterstützende ärztliche Führung mit ausführlicher Aufklärung kann ebenfalls zum Erfolg beitragen.

Reduzieren Sie Ihren Alkoholkonsum!
Der Genuss von Alkohol kann schädliche Folgen für die Gesundheit haben. Von Bedeutung ist dabei natürlich, wie viel und wie häufig welche Art von Alkohol getrunken wird. Je seltener Sie zu einem alkoholischen Getränk greifen, desto niedriger ist das Risiko einer Erkrankung.
Der Alkoholgehalt wird meist in Volumenprozent (Vol.-%) angegeben. Dieser Wert besagt, wie hoch der prozentuale Anteil reinen Alkohols am Gesamtvolumen ist. Ein Liter Wein mit zehn Volumenprozent enthält also 100 Milliliter reinen Alkohols. Da ein Milliliter Alkohol 0,8 Gramm wiegt, sind beispielsweise in ei-

Acht Gramm Alkohol pro Liter entsprechen einem Volumenprozent.

Getränk	Alkoholgehalt/g
eine Flasche Bier (500 ml; 5 Vol.-%)	20
ein Glas Rotwein (125 ml; 12 Vol.-%)	12
ein Glas Sekt (100 ml; 12 Vol.-%)	9,6
eine Flasche Alcopop (275 ml, 5,5 Vol.-%)	12,1
ein Glas Likör (40 ml; 30 Vol.-%)	9,6
ein Glas Cognac (40 ml; 40 Vol.-%)	12,8
ein Glas Korn (20 ml; 32 Vol.-%)	5,1
ein Glas Wodka (20 ml; 40 Vol.-%)	6,4
ein Glas Obstbrand (20 ml; 45 Vol.-%)	7,2

Ein Gläschen in Ehren ...

Sicher haben Sie schon einmal von der sogenannten Rotweinlücke gehört. Dieser Begriff beschreibt das Ergebnis von Untersuchungen, die Alkoholkonsum und Erkrankungshäufigkeit in verschiedenen europäischen Ländern verglichen haben. Hierbei wurde festgestellt, dass in Frankreich trotz eines erhöhten Alkoholkonsums das Risiko für Erkrankungen des Herz-Kreislauf-Systems geringer ist als in anderen europäischen Ländern mit einem vergleichbaren Verbrauch von Alkohol pro Kopf der Bevölkerung. Hierfür verantwortlich gemacht wurden Inhaltsstoffe des Rotweins. Tatsächlich ist dieser Effekt nur auf den Alkohol im Wein zurückzuführen und nicht auf andere Inhaltsstoffe!
Wegen der großen Suchtgefahr und der mit dem hohen Alkoholkonsum verbundenen lebensgefährdenden Erkrankungen kann aber auch der moderate Genuss von Alkohol zur Senkung des Schlaganfallrisikos nicht empfohlen werden.

nem Liter Wein 80 Gramm Alkohol enthalten.
Die Alkoholmenge eines Getränks lässt sich sehr einfach mit folgender Formel errechnen:
Menge in Milliliter x Vol.-%/100 x 0,8 = Gramm reiner Alkohol
Beispiel: Ein Glas Wein (0,125 ml) mit 10 Vol.-%: 125 x 0,1 x 0,8 = 10

In der nebenstehenden Tabelle finden Sie den Alkoholgehalt verschiedener Getränke.

Um das Risiko einer Folgeerkrankung zu minimieren, sollten Männer täglich nicht mehr als 20 Gramm, Frauen nicht mehr als zehn Gramm reinen Alkohols zu sich nehmen.
Menschen, bei denen bereits andere Risikofaktoren bestehen oder deren Gesundheit ohnehin bereits angeschlagen ist, sollten ihren Alkoholkonsum so weit wie möglich reduzieren oder ganz darauf verzichten.

Wenn Sie dem Alkohol nicht ganz entsagen wollen, sollten Sie bei dem Konsum alkoholischer Getränke auf jeden Fall Folgendes beachten:

- Genießen Sie Alkohol bewusst, z. B. in Gesellschaft oder zu einem guten Essen!
- Betrachten Sie Alkohol immer als etwas Besonderes und lassen Sie ihn nicht zur Gewohnheit werden!
- Trinken Sie häufiger kleinere Mengen als einmal sehr viel!
- Greifen Sie zu Getränken mit niedrigem Alkoholgehalt!

Je geringer der Alkoholgehalt des Getränks, desto geringer sind die negativen Auswirkungen. Achtung, ersetzen Sie den Alkohol nicht durch Softdrinks, da diese dick machen!

Vorbeugung weiterer Risiken

Wie im vorigen Kapitel ausgeführt, gibt es neben den genannten Risikofaktoren noch weitere Krankheitsbilder, die einen Schlaganfall begünstigen können. Hierzu gehören Atemstörungen während des Schlafs, Entzündungen und Depression. Auch bei diesen können gewisse vorbeugende Maßnahmen ergriffen werden.

Schlafapnoe-Syndrom

Diese Störung ist gekennzeichnet durch nächtliche kurze Phasen von sekundenlangem Atemstillstand (mit unterschiedlichen Ursachen), die mehrmals pro Stunde auftreten. Betroffene klagen über vermehrte Tagesmüdigkeit und Konzentrationsschwäche.
Um negative Folgen dieser Krankheit so weit wie möglich zu vermeiden, ist es vor allem wichtig, diese frühzeitig zu erkennen und zu behandeln. Auch bei gesunden Menschen kann es ab und zu während des Schlafs zu kurzen Atemaussetzern und Schnarchpausen kommen. Treten diese aber häufiger als fünf- bis zehnmal in einer Stunde auf und dauern sie dabei jeweils länger als zehn Sekunden an, sollten Sie zum Arzt gehen.

Wenn Ihr Partner häufiger Atemaussetzer während des Schlafs bei Ihnen beobachtet, sollten Sie seinen Rat befolgen und zum Arzt gehen.

Die Therapie erfolgt nach Diagnose im Schlaflabor mit einer Atemmaske, die während des Schlafs über die Nase gestülpt wird und den Betroffenen mit Atemluft unter leichtem Überdruck versorgt. Das für Menschen mit einem Schlafapnoe-Syndrom erhöhte Risiko für einen Schlaganfall kann durch diese Therapieform auf das der Normalbevölkerung gesenkt werden.

Zahnhygiene und Behandlung chronischer Entzündungen

In der Entstehung der Arteriosklerose spielen mit großer Wahrscheinlichkeit Entzündungsvorgänge eine wichtige Rolle. So

Maßnahmen zur Risikoprävention

- dreimal 30 Minuten Sport pro Woche
- mediterrane Kost mit ungesättigten Fetten, viel Obst, Salate und Gemüse sowie Vollkornprodukte und zwei- bis dreimal die Woche Fisch
- regelmäßige Kontrolle von Blutdruck, Blutzucker und Fettstoffwechsel
- bei Bluthochdruck kochsalzarme Ernährung, Ausdauersport und Medikamente
- Verzicht auf Genussgifte

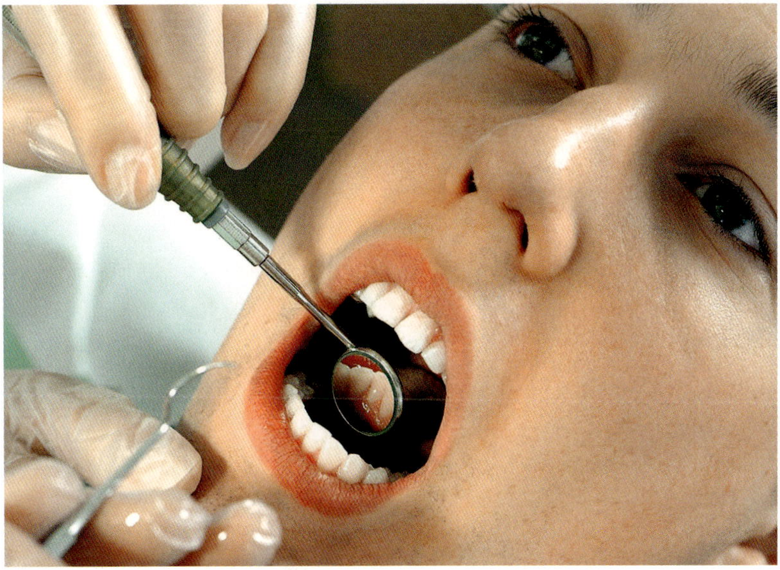

wurden in den Wänden arteriosklerotisch veränderter Gefäße bestimmte bakterielle Erreger gefunden. Es ist bislang allerdings noch unklar, ob es sich hierbei um einen ursächlichen oder zufälligen Faktor in der Arterioskleroseentstehung handelt. Klar dagegen ist, dass z. B. bei Menschen mit einer chronischen Zahnfleischentzündung das Risiko für einen Schlaganfall erhöht ist.
In der Praxis besteht unter Neurologen die Auffassung, dass gegenwärtig keine generelle Gabe von Antibiotika bei nachgewiesener Arteriosklerose empfohlen werden kann.

Unbestritten ist aber zu empfehlen, dass bei der Zahnhygiene besondere Sorgfalt aufgewendet werden sollte. Entsprechende Vorsorgeprogramme der Krankenkassen sind also regelmäßig in Anspruch zu nehmen.

Depression
Der negative Einfluss einer Depression auf Gefährdete und Betroffene kann häufig beobachtet werden.
Keinesfalls wird zum gegenwärtigen Zeitpunkt angeraten, eine antidepressive Therapie mit Medikamenten zu beginnen, um das Schlaganfallrisiko zu senken. Vielmehr sollten Sie eine ausgewogene Balance zwischen Anforderung und Entlastung sowohl im Privat- als auch im Berufsleben anstreben – achten Sie deshalb immer auf einen sorgsamen Umgang mit sich und anderen!

Eine Depression ist eine Gemütsverstimmung, die verschiedene Ursachen haben kann und die bei Betroffenen schlimmstenfalls bis zum Selbstmord führt.

Ärztliche Untersuchungen zur Feststellung bestehender Risikofaktoren

Der erste Schritt hin zu einem Leben ohne Schlaganfall ist eine gesunde Lebensweise. Neben den persönlichen Maßnahmen zur Vorbeugung eines (erneuten) Schlaganfalls ist es aber auch wichtig, bei dem Auftreten von Warnzeichen ärztliche Untersuchungen in Anspruch zu nehmen, vor allem, wenn man einer Risikogruppe angehört.

Beim Arztbesuch sollten Sie alle wichtigen Details zu Ihrem Beschwerdebild beschreiben können.

Die ärztlichen Untersuchungen auf Risikofaktoren für einen Schlaganfall umfassen in der Regel neben der genauen Analyse der Vorgeschichte der Krankheit (Anamnese) eine körperliche und neurologische Untersuchung und die Feststellung bestimmter Laborwerte.

Anamnese

Um Durchblutungsstörungen, die häufigste Ursache für Schlaganfälle, zu verhindern, ist es wichtig, dass Risikofaktoren und Warnzeichen frühzeitig erkannt und ange-

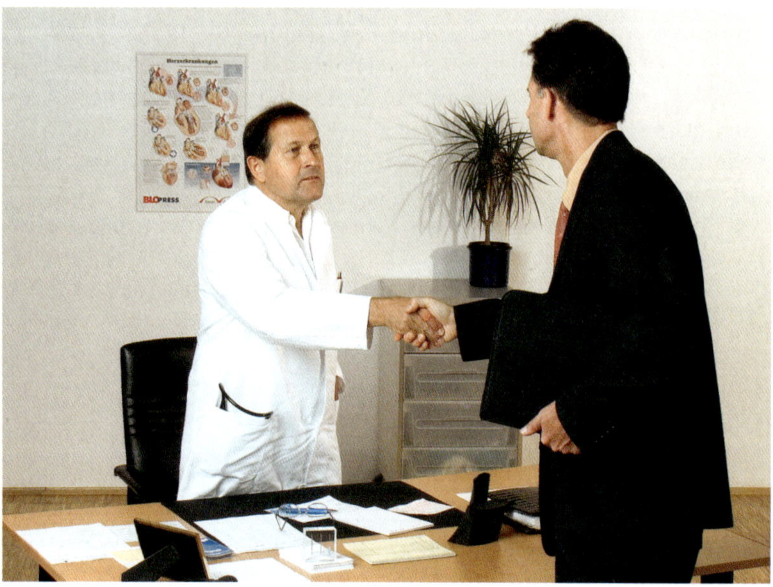

messen behandelt werden. Aus diesem Grund wird sich der Arzt zu Beginn einer Behandlung immer nach der Vorgeschichte der Erkrankung bzw. der Beschwerden erkundigen. Als Betroffener sollten Sie sich auf dieses Gespräch gut vorbereiten, um dem Arzt so viele Informationen wie möglich geben zu können.
Bei dieser sogenannten Anamneseerhebung (griechisch anamnesis = Erinnerung) werden in der Regel folgende Fragen gestellt:

- Welche Erkrankungen liegen vor? Bei Ihnen, in Ihrer Familie?
- Welche Medikamente nehmen Sie regelmäßig ein?
- Welche Kinderkrankheiten hatten Sie?
- Welche Risikofaktoren liegen bei Ihnen vor, wie gesund leben Sie (Stress, Übergewicht, Bewegungsmangel, Rauchen, häufiger Alkoholgenuss etc.)?
- Welche Operationen wurden bereits durchgeführt?
- Sind Warnzeichen (siehe Seite 72 ff.) aufgetreten?

Untersuchungen

Körperliche Untersuchung

Am Anfang jeder körperlichen Untersuchung steht die Feststellung des allgemeinen Gesundheitszustands. Der Arzt wird sich anfangs durch Beobachtung und Abhören des Herzens einen ersten Überblick verschaffen. Danach wird der Blutdruck des Be-

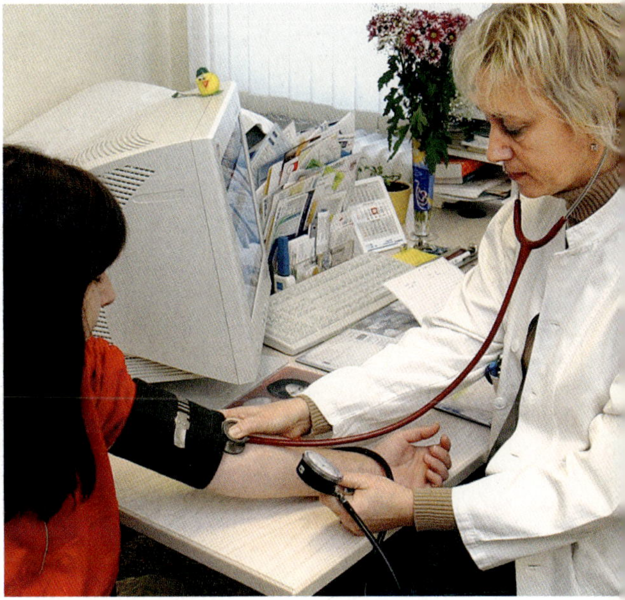

troffenen im Sitzen an den Armen gemessen sowie der Puls an Beinen und Armen ertastet.
Bei Verdacht auf eine arterielle Verschlusskrankheit der Beine wird außerdem der Knöchel-Arm-Index gemessen. Der Knöchel-Arm-Index wird bestimmt, indem der gemessene Blutdruckwert am Bein durch den Blutdruckwert am Arm geteilt wird. Bei gesunden Menschen sind die Blutdruckwerte an den Beinen höher als an den Armen, sodass der normale Knöchel-Arm-Index über 1 liegt. Als Grenzwert gilt ein Knöchel-Arm-Index von 0,9. Wenn eine Verengung der Arterien an den Beinen vorliegt, ist der Druck am Arm höher als am Bein und der Index liegt deutlich unter 1.

Das Risiko für einen Schlaganfall ist bei Menschen über 65 Jahre mit einem Knöchel-Arm-Index unter 0,9 zweifach erhöht.

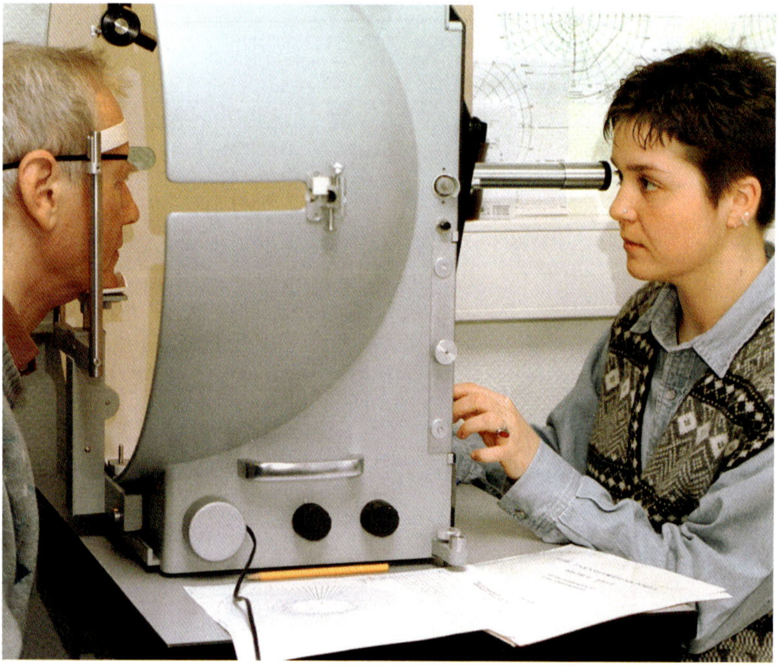

Bei einem Orthoptisten (Therapeut für Sehstörungen) wird das Gesichtsfeld des Betroffenen untersucht.

Zur körperlichen Untersuchung gehört auch das Wiegen und die Errechnung des Body-Mass-Index (siehe Seite 58). Anstelle der Errechnung des BMI kann auch das Verhältnis zwischen Taillen- und Hüftumfang (englisch Waist-to-Hip-Ratio = WHR) gemessen werden (siehe Seite 58).

Mithilfe eines Stethoskops sollte außerdem systematisch nach einem Strömungsgeräusch der Halsschlagadern gesucht werden, da dies ein Warnzeichen für einen bevorstehenden Schlaganfall sein kann. Das Abhören garantiert zwar nicht das Auffinden von krankhaften Veränderungen, kann aber in fraglichen Fällen einen Hinweis für weitergehende Untersuchungen geben.

Bei Menschen mit erhöhtem Blutdruck sollte auch eine Untersuchung der Augen vorgenommen werden, denn die feinen Gefäße des Augenhintergrunds geben Aufschluss darüber, ob ein Hochdruck oder eine Zuckererkrankung vorliegt, da dies mit Durchblutungsstörungen im Gehirn einhergehen kann. In der Regel kann von jedem Augenarzt geprüft werden, ob eine Veränderung der Netzhautgefäße vorliegt. Zur Abschätzung des Risikos für einen Schlaganfall kann auch eine

Messung der Wandstärke der Halsschlagader vorgenommen werden. Dazu ist eine Ultraschalluntersuchung der Halsgefäße erforderlich. Der gemessene Wert ist altersabhängig und seine Zunahme über den Normwert hinaus ist auch mit einer Zunahme des Risikos für einen Schlaganfall verbunden. Besonders wichtig ist diese Untersuchung bei Diabetikern. Das Verfahren sollte zwar nicht routinemäßig angewandt werden, sinnvoll ist es aber bei negativen Ergebnissen der vorher erwähnten Anamneseerhebung, der anderen körperlichen Untersuchungen sowie der Laboruntersuchungen.

Bei Verdacht auf eine Verengung (Stenose) der Halsschlagadern z.B. nach dem Abhören, ohne dass ein Warnzeichen für einen Schlaganfall vorher aufgetreten war, ist eine Untersuchung mittels Dopplersonografie empfehlenswert (siehe Seite 85). Bei einer sehr starken Verengung (Stenosegrad von über 70 Prozent) sollte eine operative Therapie erwogen werden.

Nicht sinnvoll ist eine routinemäßige Untersuchung des Kopfes mittels Computertomografie.

Neurologische Untersuchung

Bei den neurologischen Untersuchungen, die in der Allgemeinarztpraxis durchgeführt werden, wird die Kraft der beiden Körperhälften miteinander verglichen und die Berührungsempfindlichkeit an den Armen und Beinen getestet.

Der Arzt nimmt außerdem eine Gleichgewichtsuntersuchung vor und überprüft das Gesichtsfeld des Betroffenen.

Laboruntersuchungen

Das Minimalprogramm für Laboruntersuchungen bei fehlenden bekannten Risikofaktoren umfasst eine Blutzuckerbestimmung im nüchternen Zustand sowie die Untersuchung der Cholesterinwerte (HDL und LDL). Auch eine Bestimmung des Homocysteins im Blut ist sinnvoll, auch wenn keine medikamentöse Therapie daraus abgeleitet werden kann.

Mithilfe einer Blutzuckerbestimmung kann der Arzt feststellen, ob Sie an Diabetes leiden.

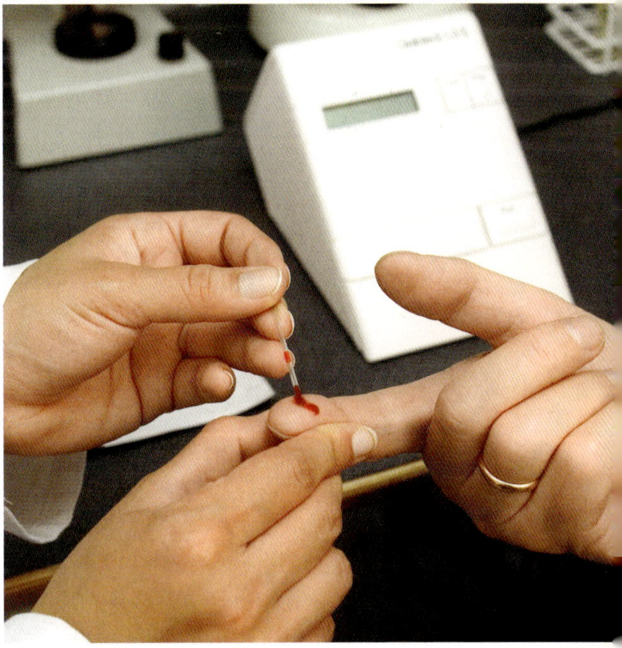

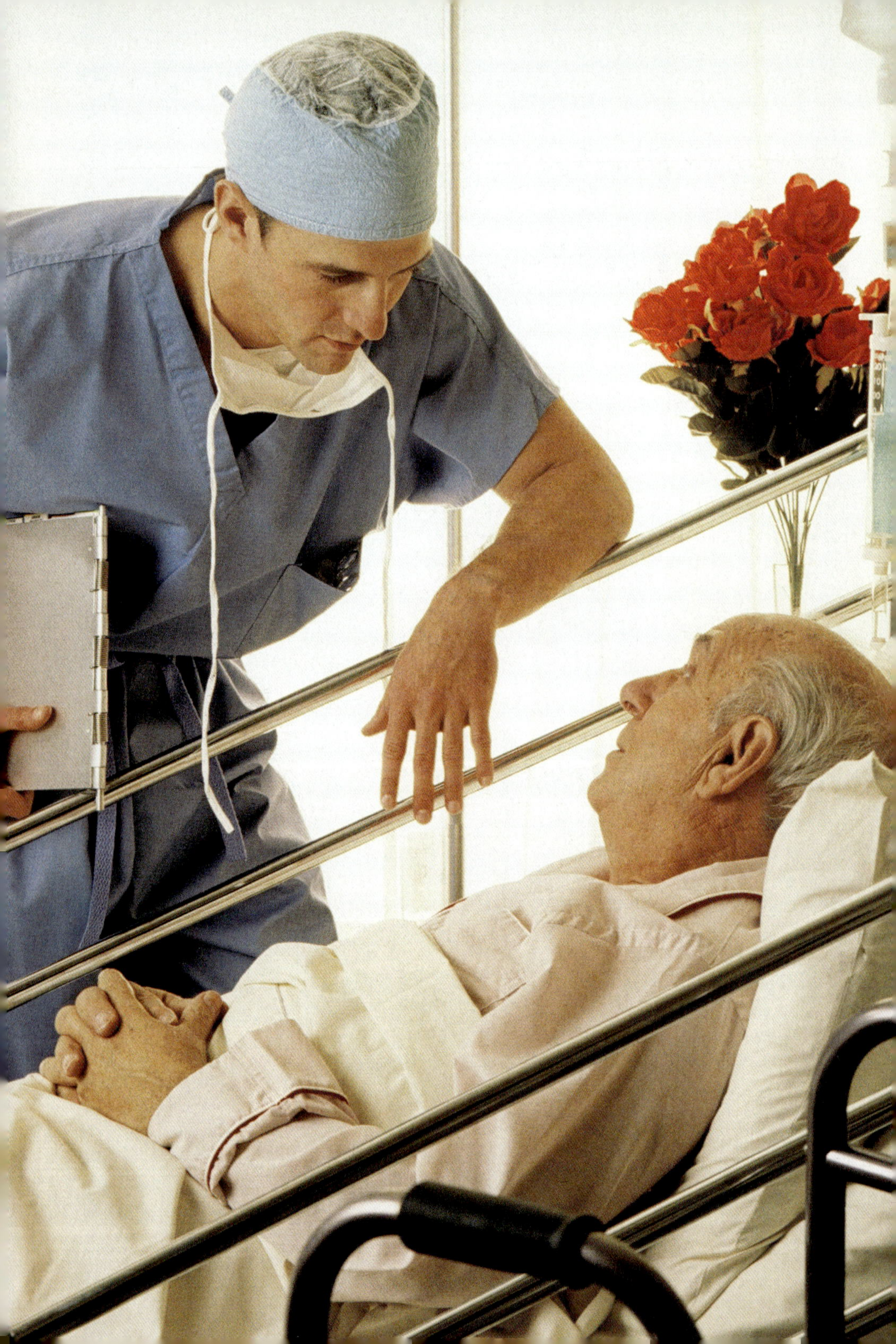

Früherkennung und Behandlung

Neben den bereits erwähnten Risikofaktoren kann man auch aus Warnzeichen auf einen drohenden Schlaganfall schließen. Sind Warnzeichen vorhanden oder ist ein Schlaganfall eingetreten, muss sofort der Notarzt verständigt werden.

In der Klinik werden dann verschiedene Akutmaßnahmen durchgeführt, um das Ausmaß der Schädigung beurteilen zu können. Dann werden sobald wie möglich Therapiemaßnahmen eingeleitet, um die Folgeschäden so gering wie möglich zu halten und um weitere Schlaganfälle zu verhindern.

Der akute Schlaganfall – Zeit ist Gehirn

Der Schlaganfall ist eine plötzlich einsetzende Störung der Hirnfunktion, die lebensbedrohlich sein kann und deshalb sofort behandelt werden muss.
Um die beste Therapie einzuleiten, ist es wichtig, den Betroffenen so schnell wie möglich in eine Klinik einzuliefern. Zwischen dem Auftreten der ersten Symptome (Warnzeichen) und der Ankunft im Krankenhaus sollten maximal drei Stunden liegen. Häufig wird die meiste Zeit mit einer unentschlossenen Verzögerung zu Hause vertan!

Alarmsignale ernst nehmen

Ein Schlaganfall tritt in der Regel nicht ohne vorherige Ankündigung auf, auch wenn viele Menschen das Gefühl haben, dass sie aus heiterem Himmel davon getroffen wurden.

Warnzeichen, die auf einen möglichen Schlaganfall hindeuten, werden häufig auf zu viel Stress zurückgeführt und deshalb nicht beachtet oder fehlgedeutet. Außerdem sind die Alarmsignale nicht mit Schmerzen verbunden und klingen meist schnell ab, weshalb Betroffene sie falsch einschätzen und von einem Anruf beim Arzt Abstand nehmen.
Die Warnzeichen sollten aber unbedingt ernst genommen werden, denn die Schäden eines Schlaganfalls sind vielfach nicht mehr zu beheben.

Denken Sie deshalb immer daran: Der Schlaganfall ist ein Notfall. Auch bei Unsicherheit muss sofort ein Notarzt gerufen werden. Die Verständigung des Hausarztes – auch des behandelnden Neurologen – führt nur zu einer Verzögerung der Krankenhauseinweisung und der nötigen Diagnostik.

Warnzeichen für einen Schlaganfall

Die häufig vor einem Schlaganfall auftretenden Warnzeichen werden in der medizinischen Fachsprache als transitorische ischämische Attacken (lateinisch transitorius = vorübergehend; griechisch ischaimía = Blutstockung; abgekürzt TIA) bezeichnet. Bei diesen Warnzeichen handelt es sich um kurzfristige Durchblutungsstörungen des Gehirns, die die gleichen Ursachen haben wie Schlaganfälle.

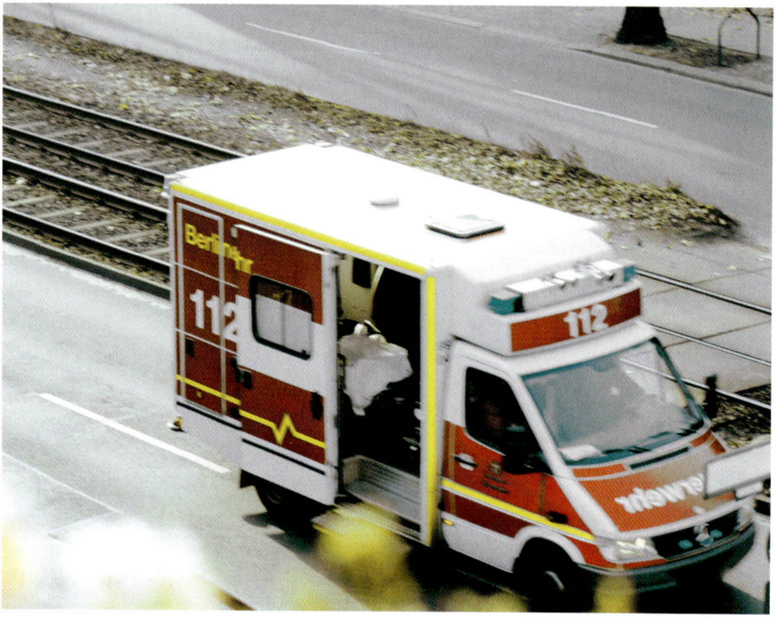

Nehmen Sie die Warnzeichen ernst und rufen Sie sofort den Notarzt.

Symptome einer transitorischen ischämischen Attacke

- rechtsseitige Lähmung von Arm und Bein mit oder ohne Sprachstörung
- linksseitige Lähmung von Arm und Bein mit Störung der Raumwahrnehmung
- Halbseitenblindheit zu einer Seite
- Ungeschicklichkeit einer Hand und fahrige Bewegungen mit oder ohne Sprechstörungen
- Gefühlsstörungen auf der einen Körperhälfte mit Schwindel und Doppelbildern
- Störung der Koordination und des Gleichgewichts
- Störung des Bewusstseins
- Störung des Antriebs
- gekreuzte Ausfälle mit Gefühlsstörungen oder Lähmungen auf einer Seite des Gesichts und auf der anderen Seite des übrigen Körpers
- alleinige Sprachstörungen

Die körperlichen Symptome der transitorischen ischämischen Attacken ähneln denen eines Schlaganfalls. Sie reichen von Sprachstörungen und Gleichgewichtsstörungen bis hin zu Lähmungen einzelner Körperteile oder vorübergehenden Verlusten des Sehvermögens.

- Eine Lähmung macht sich bemerkbar als Schwäche in einem Arm oder Bein. Bei in der Hand auftretender Schwäche kann ein Gegenstand nicht mehr gehalten werden, bei Schwäche im Bein fehlt die Kraft beim Aufstehen, sodass es zum Sturz kommen kann oder der Betroffene stolpert. Bei Lähmungen im Gesichtsbereich kann nicht mehr richtig getrunken werden, flüssige Nahrung fließt aus dem Mund. Das pelzige Gefühl, das eine Lähmung verursacht, ähnelt dem nach einer Betäubungsspritze beim Zahnarzt.
- Störungen der Bewegungen und Koordination äußern sich in einer Ungeschicklichkeit im Gebrauch von Gegenständen – das Binden von Schnürsenkeln fällt schwer, die Jacke kann nicht mehr zugeknöpft werden etc.
- Gefühlsstörungen werden oft als Taubheitsgefühl wahrgenommen. Der betroffene Körperteil fühlt sich als nicht mehr zum eigenen Körper gehörig an. Aber auch von Empfindungen wie Ameisenlaufen, Kribbeln oder sogar Jucken haben Betroffene berichtet.
- Doppelbilder machen sich als Verschwommensehen bemerkbar, häufig mit Zunahme beim Blick in eine Richtung. Kurzfris-

Die körperlichen Symptome der TIA ähneln denen eines Schlaganfalls.

Jede Minute zählt!

Ein Schlaganfall ist ein medizinischer Notfall und bei Erkennen der Warnsymptome gilt immer: Zeit ist Gehirn. Deshalb muss sofort der Notarzt verständigt und der Betroffene so schnell wie möglich in eine Klinik (am besten mit Schlaganfallstation) gebracht werden.

Auch wenn sich die Warnzeichen nur leicht bemerkbar machen, heißt das nicht, dass sie harmlos sind und keine weiteren schwerwiegenden Folgen haben können.

tige Sehstörungen durch die Mangeldurchblutung der Netzhaut führen zu fehlenden Seheindrücken in einem Teil des Gesichtsfelds.

- Störungen des Gleichgewichts können eine Fallneigung zu einer Seite entstehen lassen.
- Durchblutungsstörungen in den Sprachzentren werden häufig nur als Unfähigkeit zu sprechen wahrgenommen. Andere Sprachstörungen wie das fehlende Sprachverständnis wird von den Betroffenen nicht bemerkt. Sprechstörungen äußern sich beim Betroffenen als „schwere Zunge" (d. h. eine verwaschene Sprache), auf Außenstehende wirkt es, als spräche ein Betrunkener.
- Interessanterweise werden andere Ausfälle, wie z. B. Raumwahrnehmungsstörungen, gar nicht bemerkt, auch eine Halbseitenblindheit fällt dem Betroffenen nicht auf. Letzteres kann dazu führen, dass man an Gegenstände stößt, die außerhalb des eingeschränkten Gesichtsfelds liegen, z. B. läuft man gegen den nicht gesehenen Türrahmen.
- Ein anderes Warnzeichen ist die plötzliche Blindheit auf einem Auge.

Im Unterschied zu einem echten Schlaganfall sterben die Gehirnzellen nach einer transitorischen ischämischen Attacke nicht ab, sondern verfallen in eine Art Ruhezustand, während dem sie ihre Funktion nicht mehr erfüllen können. Diese Störungen können von wenigen Minuten bis zu mehreren Stunden anhalten. In den meisten Fällen bestehen sie aber nur bis zu 60 Minuten und bilden sich dann vollständig zurück und die Hirnzellen können ihre Arbeit wieder aufnehmen.
Die Betroffenen verspüren keinerlei Beschwerden mehr, sobald die Symptome abgeklungen sind. Dies und die Tatsache, dass die Attacken nicht mit Schmerzen verbunden sind, führt dazu, dass die meisten Menschen diese Warnzeichen nicht ernst nehmen und schnell wieder vergessen.

Das rasche Verschwinden der Warnzeichen darf nicht als Entwarnung missverstanden werden. Oft treten die transitorischen ischämischen Attacken in langen

Abständen immer wieder auf, bis es schließlich zu einem echten Schlaganfall kommt. Außerdem können die Attacken, obwohl der Betroffene in seinem täglichen Leben keine Beeinträchtigung verspürt, langfristige Schädigungen des Gehirns zur Folge haben. 90 Prozent dieser kleinen Schlaganfälle, die über eine Stunde anhalten, bleiben dauerhaft bestehen, manche verschlimmern sich sogar innerhalb von Stunden zu einem schweren Krankheitsbild mit starken und bleibenden Behinderungen.

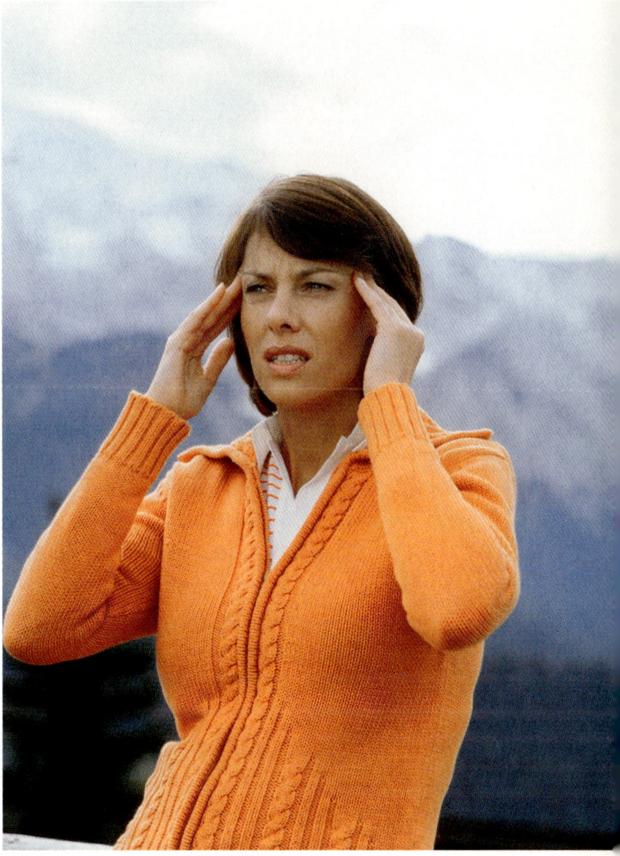

Einige andere Symptome sollten, wenn sie isoliert auftreten, nicht als Warnzeichen für einen Schlaganfall missverstanden werden:

- allgemeine Schwäche
- Hörminderung
- Ohrrauschen
- Bewusstlosigkeit
- Schwindel
- Ohnmachtsanfall
- Halluzinationen

Dennoch kann sich dahinter ein akuter echter Schlaganfall verbergen, weshalb Sie in diesen Fällen einen Arzt konsultieren müssen.

Wahrscheinlichkeit eines Schlaganfalls

Um die Wahrscheinlichkeit eines Schlaganfalls innerhalb der ersten sieben Tage nach Auftreten von Warnsymptomen vorhersagen zu können, werden Informationen des Betroffenen zu folgenden vier Punkten benötigt:

- Alter
- aktueller Blutdruck
- neurologischer Befund
- Dauer der Symptome

Alter: Wie bereits erwähnt, besteht bei älteren Menschen ein erhöhtes Risiko, einen Schlaganfall zu erleiden. So ist bei Menschen über 60, die die oben beschriebenen Symptome an sich beobach-

Warnzeichen richtig deuten

Einer von sieben Betroffenen mit Warnsymptomen, die einem flüchtigen Schlaganfall entsprechen, erleidet innerhalb eines Jahres einen Schlaganfall mit dauerhaften Lähmungen. Umgekehrt gehen einem Sechstel bis einem Viertel der Schlaganfälle zunächst vorübergehende Warnzeichen voraus!

ten, die Wahrscheinlichkeit eines baldigen Schlaganfalls relativ hoch. Deshalb sollten Personen in dieser Altersgruppe die Warnzeichen besonders ernst nehmen.

Aktueller Blutdruck: Der wichtigste Risikofaktor für einen Schlaganfall ist ein hoher Blutdruck. Da dieser in der Regel gut mit einfachen Mitteln beeinflusst werden kann (siehe Seite 48 ff.), sollten Betroffene unbedingt vorbeugend Maßnahmen ergreifen, um einen Schlaganfall zu verhindern.

Neurologischer Befund: Wichtig für die Vorhersage der Wahrscheinlichkeit eines echten Schlaganfalls ist natürlich die Bewertung der aufgetretenen Symptome durch den behandelnden Arzt. So sind Lähmungen in jedem Fall als bedeutend schwerwiegender zu beurteilen als beispielsweise Sprachstörungen.

Dauer der Symptome: Eine wichtige Rolle spielt auch, wie lange die Symptome angehalten haben und ob sie bereits nach wenigen Minuten oder erst nach vielen Stunden abgeklungen sind.

In der folgenden Tabelle werden die vier Bewertungsfaktoren mit einem Punktwert versehen. Wenn

Anhand bestimmter Werte kann der Arzt mit relativ großer Wahrscheinlichkeit voraussagen, ob innerhalb der ersten sieben Tage nach Auftreten der Warnzeichen ein Schlaganfall zu befürchten ist.

Wahrscheinlichkeitsprognose für einen Schlaganfall

	Ausprägung	Punktwert
Alter	≥ 60 Jahre	1
Blutdruck	≥ 140 mmHg systolisch; ≥ 90 mmHg diastolisch	1
Befund	einseitige Lähmung	2
	nur Sprachstörung	1
	andere Symptomatik	0
Dauer	≥ 60 Minuten	2
	zehn bis 59 Minuten	1
	unter zehn Minuten	0

Warnsymptome ernst nehmen!

Warnzeichen sind kleine Schlaganfälle und entsprechend zu behandeln! Das Risiko eines Schlaganfalls steigt mit dem Alter, der Dauer und der Schwere der Symptome. Eine eingehende Abklärung unter stationären Bedingungen ist deshalb erforderlich.

die Gesamtpunktzahl größer als fünf ist, tritt mit einer Wahrscheinlichkeit von nahezu 50 Prozent ein Schlaganfall in den nächsten sieben Tagen auf.
Das bedeutet, dass auch vorübergegangene, sogenannte kleine Schlaganfälle, bei denen nur die Symptome für kurze Zeit vorhanden waren, bei einem Gesamtwert von mehr als fünf Punkten in den nächsten Tagen einen Schlaganfall zur Folge haben können.

Symptome eines Schlaganfalls

Die Nervenzellen des Gehirns reagieren sehr empfindlich auf eine Unterbrechung ihrer Versorgung mit Sauerstoff und Zucker. Bei einer Unterbindung der gesamten Sauerstoffversorgung kommt es nach wenigen Sekunden zur Bewusstlosigkeit. Nach sieben bis zehn Minuten beginnen sich, unumkehrbare Zellschäden zu entwickeln. Diese Zeit wird deshalb als Wiederbelebungszeit bezeichnet.

Bei einem Hirninfarkt gestalten sich die Verhältnisse anders. Zum einen liegt keine vollständige Unterbindung des Blutflusses zum gesamten Gehirn vor, sondern immer nur in dem Teil des Gehirns, der von der betreffenden, nun verschlossenen Arterie versorgt wird. Zum anderen gibt es die weiter oben angesprochenen Querverbindungen. Nur wenn der Verschluss

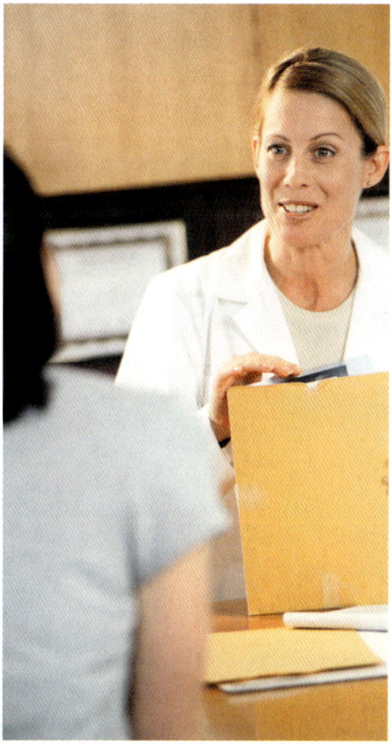

Warnzeichen und Symptome für einen Schlaganfall sind identisch.

eine Hirnarterie betrifft, die keine Querverbindung hat, kommt es zum Auftreten von Ausfallerscheinungen.

Nach einer Hirnblutung treten die Ausfallerscheinungen sofort auf, da der Körper in diesem Fall keine Mechanismen zur Verfügung hat, um die schädigende Wirkung der Blutung zu verhindern. Nachdem ein Blutgefäß geplatzt ist, dringt das Blut in das angrenzende Nervengewebe ein und zerstört dieses. Der sich bildende Bluterguss erhöht den Druck innerhalb des Schädels, was andere, nicht von der Blutung betroffene Hirnbereiche schädigen kann.

Die zu erwartenden Ausfallerscheinungen entsprechen denen der transitorischen ischämischen Attacken (siehe Seite 72 ff.). Zusätzlich können auch Bewegungsstörungen in einer Hand oder Schmerzen auftreten. Ausmaß und Schwere richten sich zum einen nach dem Ort im Gehirn, der von der Störung betroffen ist, zum anderen nach dem Grad des dort entstandenen Nervenzellschadens.

Ist die Störung nur kurzzeitig (transitorische ischämische Attacke), gehen keine oder nur wenige Nervenzellen endgültig zugrunde.
Bei den Ausfällen handelt es sich zumeist z. B. um eine Kraftlosigkeit auf einer Körperseite, ein Taubheitsgefühl in Arm, Bein oder Gesicht, Sehstörungen auf einem Auge oder in einer Hälfte des Blickfelds, unscharfes Sehen, Sprech- (Unfähigkeit zu sprechen) und/oder Sprachstörungen (Unfähigkeit zu verstehen) und eine Vielzahl von anderen Störungen, die alle die gesamte Palette der Hirnleistungen widerspiegeln. Die Symptome werden von den Betroffenen so empfunden wie die weiter oben geschilderten Warnsymptome.

Bei länger bestehenden Ausfällen nach einem Schlaganfall kommt es zu Anpassungsvorgängen im Gehirn, die zu einer veränderten Wahrnehmung führen. So können z. B. Temperaturreize, die bei Gesunden normal empfunden werden, bei Betroffenen als schmerzhaft verspürt werden.

Eine gründliche Analyse gestattet es dem Neurologen, den genauen Ort der Schädigung im Gehirn zu erkennen.

Die Nervenzellen können nur wenige Minuten ohne Sauerstoff und Nährstoffe überleben! Zeichen einer Mangelversorgung sind deshalb ein Notsignal, das zu sofortigem Handeln zwingt!

Erste Hilfe

Wenn Warnzeichen für einen Schlaganfall auftreten, ist jede Sekunde entscheidend. Nur wenn sofort gehandelt wird, besteht die Möglichkeit, dass größere Schädigungen des Gehirns vermieden werden. Beim Auftreten der ersten Symptome sollte deshalb sofort der Notarzt gerufen werden,

Wiederbelebung bei Herz-Kreislauf-Stillstand

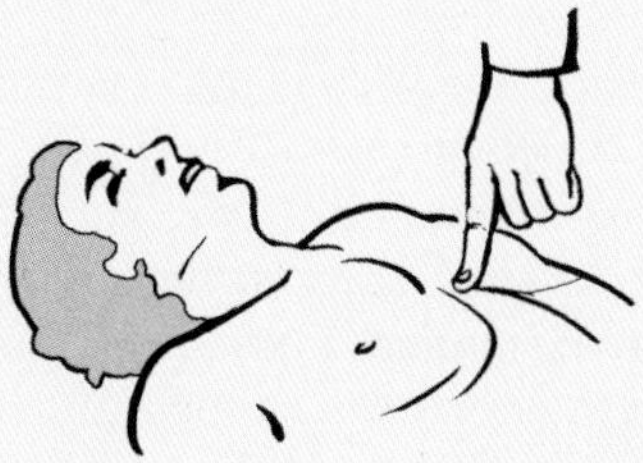

Gehen Sie mit einem Finger zur Brustbeinspitze, indem Sie am Rippenbogen entlang zum Endpunkt fahren.

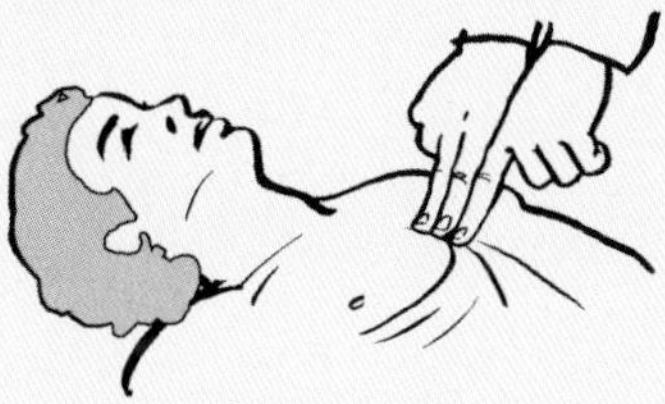

Legen Sie nun zwei Finger der anderen Hand aufwärts daneben.

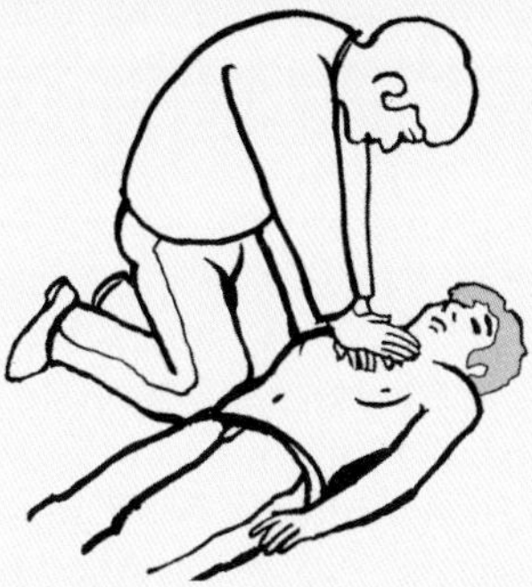

Legen Sie über diesem Punkt Ihre Hände übereinander und drücken Sie Ihre Ellenbogen durch. Beginnen Sie dann die Herz-Lungen-Wiederbelebung.

Atemspende

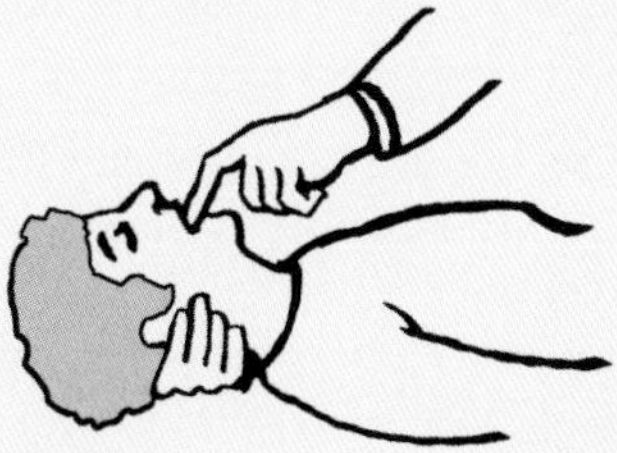

Öffnen Sie den Mund der Person und entfernen Sie alle Fremdkörper (z. B. Essensreste, Kaugummi, wacklige Prothesen).

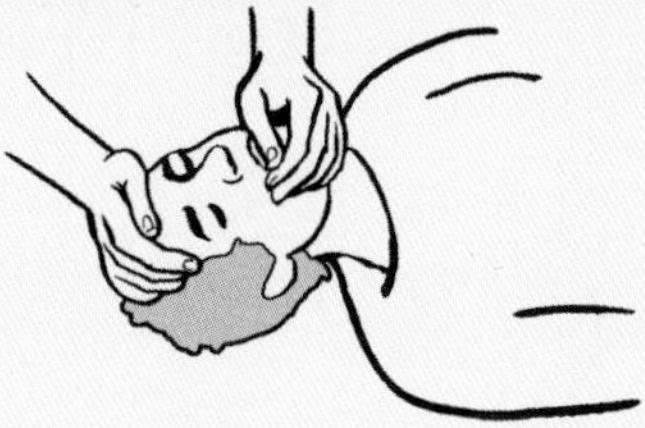

Heben Sie den Kopf des Betroffenen mit beiden Händen vorsichtig an Kinn und Stirn und beugen Sie ihn ganz leicht nach hinten.

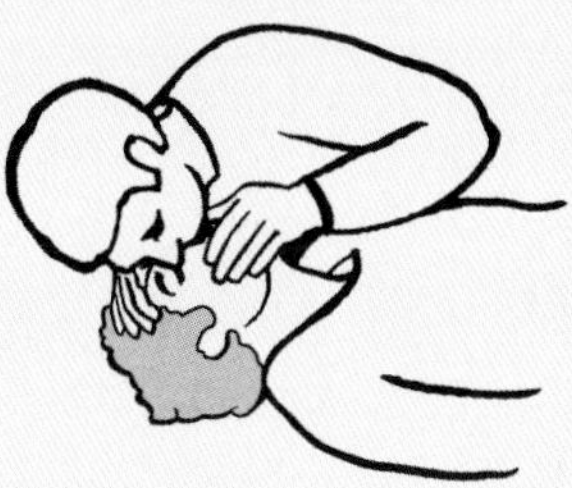

Eine Hand bleibt an der Stirn, die andere Hand drückt vorsichtig am Kinn die Mundöffnung zu. Langsam, ohne zu viel Druck, in die Nase blasen. Kontrollieren Sie immer wieder, ob die Atmung inzwischen eingesetzt hat.

Erste-Hilfe-Maßnahmen können Leben retten!

damit der Betroffene schnell in eine Klinik (am besten mit Schlaganfallstation) gebracht werden kann.

Bis zum Eintreffen des Notarztes können Sie als Angehöriger folgende Erste-Hilfe-Maßnahmen ergreifen:

- beim Betroffenen bleiben, beruhigen
- bei Bewusstlosigkeit: stabile Seitenlage, wenn möglich, Zahnprothesen entfernen, da sonst die Gefahr besteht, dass Erbrochenes in die Luftwege gelangt
- keine Getränke oder Nahrungsmittel
- bei Atem-/Herzstillstand: Wiederbelebungsmaßnahmen
- Betroffenen begleiten, alle Informationen, die wichtig für den Arzt sein könnten (allgemeine Krankengeschichte, Medikamente, Symptome, evtl. Vorzeichen), weitergeben

Akutmaßnahmen im Krankenhaus nach einem Schlaganfall

Betroffene sollten immer in ein Krankenhaus eingeliefert werden, das für die Versorgung von Schlaganfallpatienten eingerichtet ist (Schlaganfallstation). Hier werden dann verschiedene Untersuchungen durchgeführt, um die Schwere des Schlaganfalls festzustellen und weitere Therapiemaßnahmen festlegen zu können.

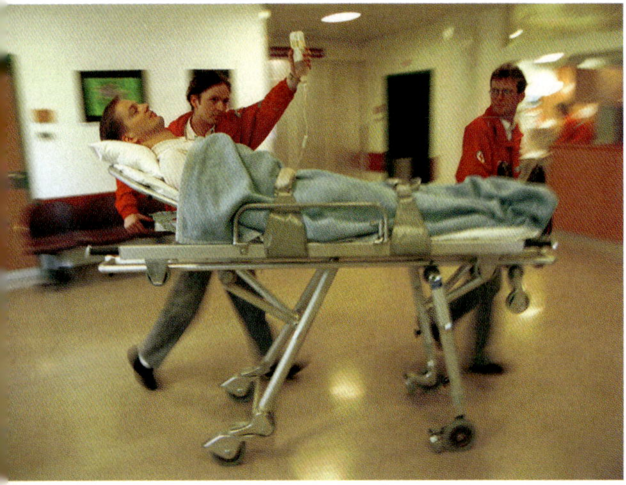

Erste Diagnostik

Menschen, die einen Schlaganfall erleiden, müssen so schnell wie möglich in die Klinik gebracht werden. Sofort nach der Aufnahme muss dann festgestellt werden, ob es sich um einen Schlaganfall handelt (und wenn ja, ob ein Hirninfarkt oder eine Hirnblutung vorliegt) oder ob eine andere Erkrankung mit ähnlichen Ausfallerscheinungen, aber einer anderen Ursache für die Symptome verantwortlich ist.

Schlaganfallstation

Schlaganfallstationen (englisch Stroke Unit) sind spezielle Einrichtungen in einem Krankenhaus, die für die Behandlung von Menschen mit Schlaganfällen und allen dabei auftretenden Komplikationen eingerichtet sind. Das Pflegepersonal in diesen Stroke Units ist mit den Problemen und Komplikationen der Schlaganfallpatienten vertraut und ein neurologisch erfahrener Arzt ist ständig anwesend für regelmäßige Untersuchungen. Die Stationen verfügen auch über erfahrene Krankengymnasten und andere Therapeuten für die frührehabilitative Behandlung.
Die Deutsche Schlaganfallhilfe (www.schlaganfall-hilfe.de) hat ein Zertifizierungsverfahren entwickelt, mit dem Schlaganfallstationen bewertet werden können. Hier findet man auch eine Liste von Krankenhäusern mit zertifizierten Stroke Units.

Das Krankenhaus, in dem der Notfall behandelt wird, sollte immer mit einer Schlaganfallstation ausgestattet sein.

Eine Unterscheidung zwischen Infarkt und Blutung kann nur mithilfe der craniellen Computertomografie (CT) oder der Magnetresonanztomografie (MRT) getroffen werden. Des Weiteren werden ein Elektrokardiogramm erstellt, Gefäßuntersuchungen vorgenommen und verschiedene Laborwerte ermittelt.

Computertomografie und Magnetresonanztomografie

Um festzustellen, ob ein Schlaganfall vorliegt und wie groß die Schädigungen sind, wird ein Computertomogramm (CT) oder eine Magnetresonanztomogramm (MRT) des Schädels angefertigt. Mit diesen Methoden kann man vor allem die für die weitere Therapie wichtige Unterscheidung zwischen einem Hirninfarkt, der auf einer Minderdurchblutung beruht, und einer Hirnblutung treffen. Auch können diese Verfahren oft schon weitere Hinweise auf mögliche Ursachen des Schlaganfalls geben. Außerdem erlauben sie dem Arzt eine Abschätzung des Ausmaßes eines Hirninfarkts bereits in einer frühen Phase der Erkrankung.

Die Computertomografie ist ein Untersuchungsverfahren mit Röntgenstrahlen, bei dem durch eine um den Kopf geführte Röntgenröhre von jedem Punkt des Gehirns aus eine Dichtemessung gemacht werden kann, die mit einem Computer automatisch in ein Bild übertragen wird.
Körpergewebe zeichnet sich durch einen unterschiedlichen Gehalt an Wasser aus. Ist relativ viel Wasser im Gewebe, können die Röntgenstrahlen es leicht durchdringen – der Dichtewert ist gering, das

Erste Untersuchungen im Krankenhaus

- Eine Computertomografie- oder Magnetresonanztomografie-Untersuchung des Kopfes schließt eine Blutung aus und erfasst die Größe des Schlaganfalls.
- Mithilfe eines EKGs werden Herzrhythmusstörungen diagnostiziert.
- Gefäßuntersuchungen geben Aufschluss über den Zustand der Hirngefäße.
- Wichtige Werte können mit bestimmten Laboruntersuchungen bestimmt werden.

Auf der rechten Seite liegt eine nahezu dreieckförmige Durchblutungsstörung vor, die durch die dunklere Färbung gekennzeichnet ist.

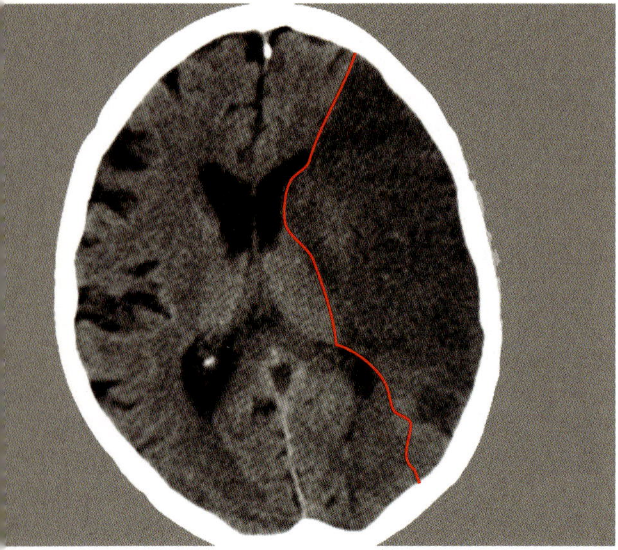

Röntgenbild dunkler. Ist dagegen wenig Wasser im Gewebe, können die Röntgenstrahlen das Gewebe schlechter durchdringen und das Bild wird dementsprechend heller. So stellen sich im Computertomogramm des Kopfs die Knochen hell und das Gehirngewebe dunkler dar. Am dunkelsten zeigen sich die Nervenwasserräume in der Mitte des Gehirns.

Werden beim Schlaganfall Teile des Gehirns schlechter durchblutet, steigt dort der Wassergehalt der Zellen, da durch die Verringerung oder Unterbindung des Blutflusses nicht mehr genug Nährstoffe zu den Hirnzellen gelangen. In der Folge können diese ihre Stoffwechselprozesse nicht mehr aufrechterhalten, nehmen Schaden an den Zellwänden und es kommt zum Einstrom von Gewebsflüssigkeit.

Entsprechend können in diesem Fall die Röntgenstrahlen das Gewebe leichter durchdringen und im CT wird an dieser Stelle ein etwas dunklerer Bereich als der Rest des Gehirns sichtbar.

Sehr häufig kann ein Hirninfarkt aber nur durch indirekte Zeichen erkannt werden. Auch sie beruhen auf einer Änderung in jenen Bereichen des Gehirns, die geschädigt sind.

Die gesamte Untersuchung des Kopfs nimmt mit modernen

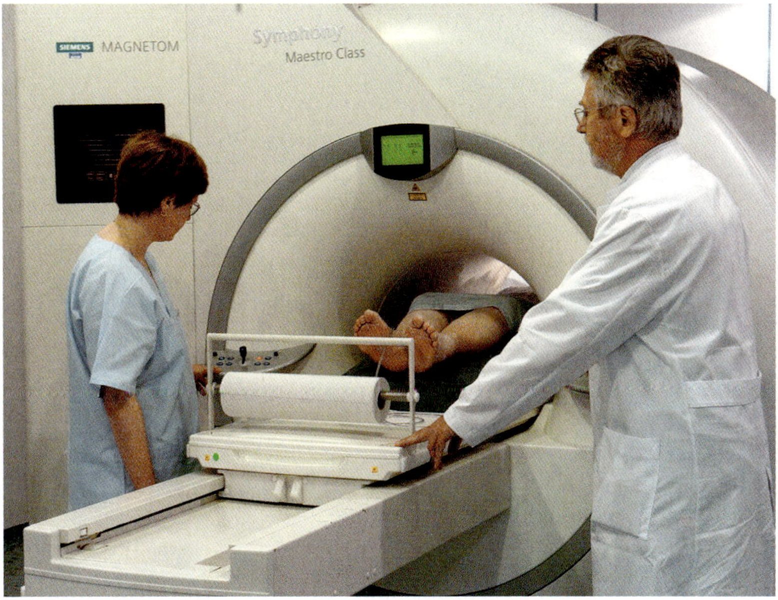

Bei einer Magnetresonanztomografie werden Schichtaufnahmen vom Gehirn erzeugt.

Geräten nur wenige Minuten in Anspruch. Die Untersuchung ist für den Betroffenen vollkommen schmerzfrei, allerdings ist man bei einem CT Röntgenstrahlen ausgesetzt.

Ein moderneres Verfahren, das jedoch nicht routinemäßig an allen Krankenhäusern zur Verfügung steht, ist die sogenannte Magnetresonanztomografie (MRT), auch Kernspintomografie genannt. Auch diese Untersuchungsmethode liefert ein genaues Bild der einzelnen Gewebeschichten.

Grundlage der Magnetresonanztomografie sind magnetische Eigenschaften des Wasserstoffs. Wasserstoff ist im Wasser (H_2O) enthalten, das den größten Teil des menschlichen Gewebes ausmacht. Mit einem starken Magneten können alle Wasserstoffatome in einer Richtung ausgerichtet werden, so wie ein Magnet Eisenspäne ausrichten kann. Der Magnet für die Wasserstoffatome im Körper muss allerdings sehr viel stärker sein als der, den wir für Eisenspäne benötigen. Wird der Magnet ausgeschaltet, schwingen die Wasserstoffatome zurück und senden dabei eine elektromagnetische, den Radiowellen vergleichbare Strahlung aus, die durch entsprechende Antennen aufgefangen werden kann. Diese wiederum wird – genau wie bei der Computertomografie – durch ein Rechnerprogramm in Bilder umgewandelt.

Ein MRT hat gegenüber einem CT mehrere wesentliche Vorteile:

- Es können kleine und ganz frische Durchblutungsstörungen nachgewiesen werden.
- Der Nachweis gelingt früher als mit dem CT.
- Mit der MRT gelingt der Nachweis von durch den Schlaganfall bedrohtem Gewebe.

Elektrokardiogramm (EKG)

Zur weiteren sofort durchzuführenden Diagnostik gehört die Ableitung eines Elektrokardiogramms, kurz EKG, zur Messung der elektrischen Aktivität des Herzens. Bei einem EKG werden dem Betroffenen Metallelektroden auf Brustkorb, Armen und Beinen befestigt. Mit diesen Elektroden lassen sich dann die elektrischen Impulse, die das Zusammenziehen des Herzmuskels bewirken, grafisch darstellen.

Mithilfe des EKGs kann die elektrische Aktivität des Herzens gemessen werden.

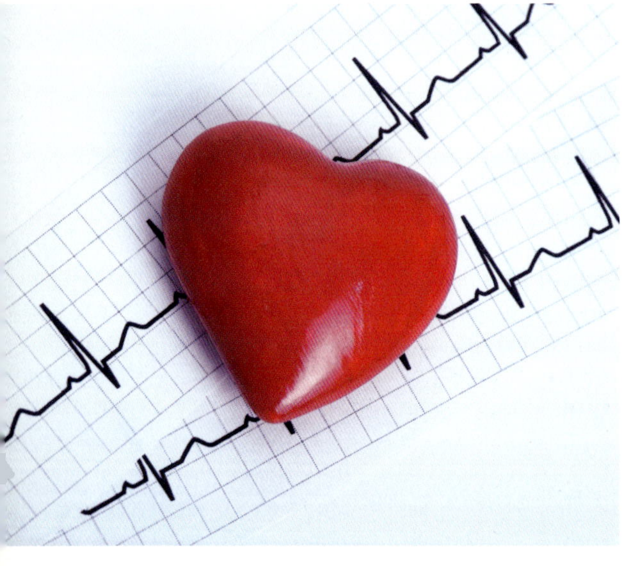

Mit dem EKG können zum einen Herzrhythmusstörungen (z. B. das Vorhofflimmern) erkannt werden, die einen großen Teil der Schlaganfälle verursachen, zum anderen kann der Arzt gleichzeitig eine evtl. vorliegende Erkrankung des Herzens feststellen. Diese Untersuchung ist vollkommen ungefährlich und schmerzfrei.

Blutuntersuchungen

Sofort nach der Aufnahme im Krankenhaus erfolgen auch Blutuntersuchungen. Dazu gehören u. a. die Erstellung eines Blutbilds, die Zählung der Thrombozytenzahl – auch Blutplättchenzahl genannt – und Untersuchungen zur Blutgerinnung.

Weitere Tests zur Bestimmung der Werte von Elektrolyten, Blutzucker, Nieren- und Leberfunktion werden nach einem Schlaganfall routinemäßig durchgeführt.

Gefäßuntersuchungen

Nach einem Schlaganfall müssen die Hirngefäße unverzüglich untersucht werden, um eine exakte Diagnose stellen zu können. Hierfür stehen zwei Verfahren zur Verfügung. Zum einen kann mit dem Ultraschall die Flussgeschwindigkeit und die Beschaffenheit der Arterien bestimmt werden (Doppler-, Duplex-, transkranielle Sono-

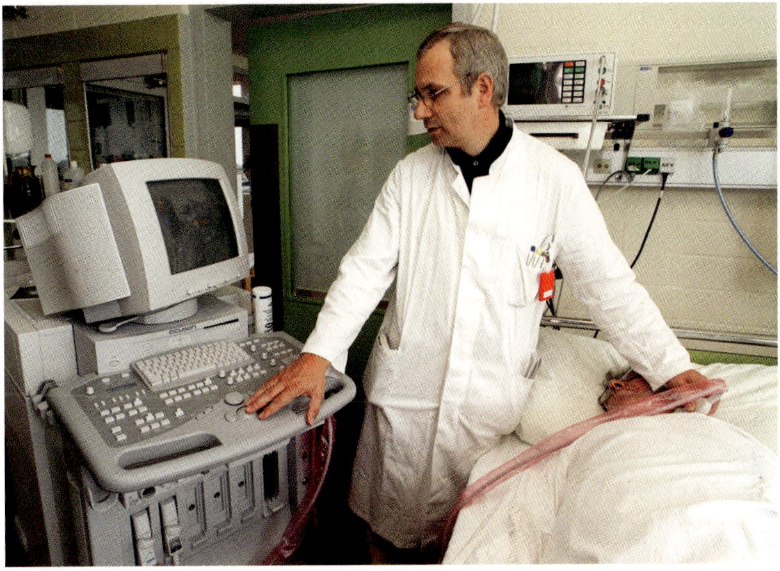

In den meisten Krankenhäusern mit angeschlossener Schlaganfallstation können bei Menschen mit Verdacht auf Schlaganfall auch Untersuchungen mit einem Farbduplexsonografen durchgeführt werden.

grafie), zum anderen kann dies mit der sogenannten Angiografie geschehen.

Grundlage der Ultraschalluntersuchungen ist der Dopplereffekt (benannt nach dem Entdecker Christian Doppler): Die Dopplersonde (ein mit dem Computer verbundener Stab, in dessen Spitze ein Ultraschallwellensender und -empfänger eingebaut sind) wird auf der Haut über der zu untersuchenden Arterie aufgesetzt. Dann werden Ultraschallwellen ausgesandt. Diese treffen auf die vorbeifließenden Blutkörperchen, werden reflektiert und von der Sonde empfangen. Die empfangene Frequenz ändert sich, wenn sich die Schallquelle (reflektierte Schallwellen) und der Empfänger (Sonde) relativ zueinander bewegen. Dieser Doppler-Effekt ist uns bekannt, wenn wir ein schnell an uns vorbeifahrendes Auto hören. Diese dabei zu beobachtende Tonhöhenänderung kann durch das Dopplergerät als eine Kurve oder ein Schnittbild dargestellt werden.
Die Untersuchung ist schmerzfrei und leicht durchzuführen. Mit ihr lassen sich die Strömungsrichtung der Blutkörperchen, die vom Pulsschlag abhängigen Änderungen ihrer Strömungsgeschwindigkeit und Turbulenzen des Blutstroms durch Gefäßverengungen beurteilen. Die Methode ist zur Untersuchung der hirnversorgenden Arterien außerhalb und innerhalb des knöchernen Schädels geeignet.

Um festzustellen, wie schnell die Fließgeschwindigkeit des Bluts ist, werden Ultraschallwellen eingesetzt.

Normalerweise können Schallwellen den Schädelknochen nicht durchdringen. Mittels besonderer Ultraschallfrequenzen an den Stellen, wo der Schädelknochen sehr dünn ist, nämlich zu beiden Seiten vor den Ohren, können jedoch auch die Strömungsverhältnisse in den großen Gefäßen innerhalb des Schädels untersucht werden (sogenannte transkranielle Sonografie).

Bildhaft dargestellt werden können die Veränderungen mit der sogenannten Duplexsonografie. Sie erlaubt die Darstellung der hirnversorgenden Arterien im Längs- und Querschnitt. Damit können auch die Gefäßwände (z. B. Verkalkungen) und deren Oberfläche beurteilt, Gefäßverengungen erkannt und vermessen und Gefäßverschlüsse festgestellt werden. Auch die hirnversorgenden Arterien im Schädelinneren können hiermit untersucht werden.

Wenn der Verdacht auf einen Verschluss der großen mittigen Basilararterie (siehe Seite 23) besteht, muss eine Gefäßuntersuchung um jeden Preis erreicht werden, um eine gefäßeröffnende Therapie zu ermöglichen. Bei der Angiografie handelt es sich um ein Röntgenverfahren, bei dem in die Arterien ein Kontrastmittel eingebracht wird, durch das die Röntgenstrahlen schlechter dringen als durch das Gewebe. Dadurch zeichnen sich auf dem Röntgenschirm die Blutgefäße besser ab. Sind sie nun verengt oder sogar verschlossen, ist dies gut zu erkennen. Die Angiografie kann bei der Schlaganfalldiagnostik zusammen mit der CT-Untersuchung in vielen Krankenhäusern in einem Arbeitsgang durchgeführt werden.

Die Therapie muss sehr rasch erfolgen, weil das Hirngewebe nur wenig Zeit ohne ausreichende Nährstoffzufuhr auskommt.

Erste Therapiemaßnahmen

Direkt nach der Aufnahme und der Stellung der Diagnose müssen schnellstmöglich Therapiemaßnahmen eingeleitet werden. Hierbei darf keine Zeit verloren gehen, insbesondere dann nicht, wenn eine gefäßeröffnende Therapie eingeleitet werden soll, auf die weiter unten eingegangen wird.
Im folgenden Abschnitt werden die therapeutischen Maßnahmen besprochen, die sich an die Diagnostik anschließen.

In der Therapie werden vier Aspekte unterschieden:
- Basismaßnahmen
- frühe Verhinderung von neuen Schlaganfällen
- Lyse-Behandlung
- Verhinderung von Komplikationen

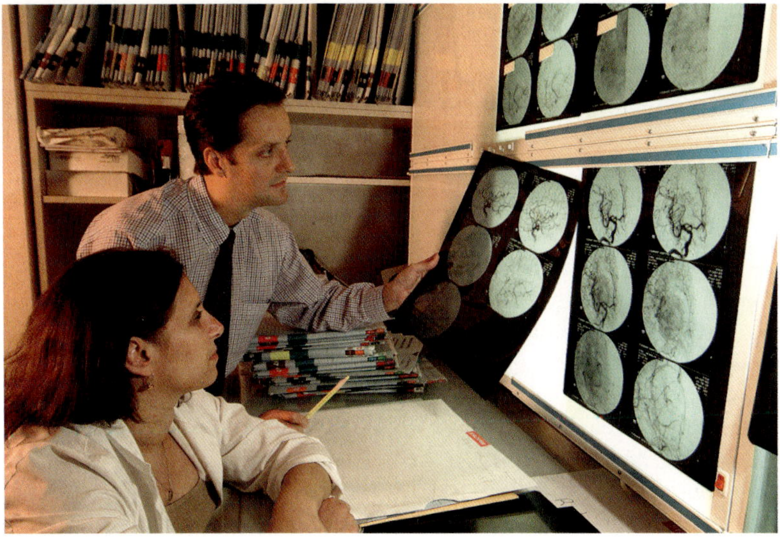

Die behandelnden Ärzte können mithilfe von verschiedenen Schichtaufnahmen des Gehirns feststellen, ob eine Schädigung vorliegt.

Wenn nach der Diagnostik der Verdacht auf einen Verschluss eines Hirngefäßes besteht und der Betroffene innerhalb der ersten drei Stunden nach einem Schlaganfall das Krankenhaus erreicht hat, ist eine gefäßeröffnende Therapie, die sogenannte Lyse-Behandlung, angezeigt (siehe Seite 92 ff.). Liegt allerdings eine Hirnblutung vor, darf der Betroffene keinesfalls mit gerinnungshemmenden Medikamenten, die bei dieser Behandlung eingesetzt werden, behandelt werden, da dies die Blutung noch verstärken würde. Eine genaue Diagnose kann also lebenswichtig sein!

Basismaßnahmen

Nach der CT-Untersuchung wird der Betroffene sofort auf die Schlaganfallstation verlegt. Sie ist mit den nötigen Überwachungsgeräten ausgestattet, um die Vitalfunktionen Blutdruck, Puls, Atmung und Sauerstoffsättigung kontinuierlich zu überwachen. Die Vitalfunktionen haben ihren Namen von ihrer lebenswichtigen Bedeutung, da sie die Lebensvorgänge im Körper ermöglichen und aufrechterhalten.

Auch die Nierenfunktion, die Hirnfunktion, die Temperatur, das Wasser-Elektrolyt-Gleichgewicht und der Säuren-Basen-Haushalt werden kontrolliert, korrigiert und stabilisiert.

Die Basis und das erste Ziel der Akutbehandlung ist also die Stabilisierung der Vitalfunktionen. Je früher mit der Behandlung begonnen wird, desto günstiger ist die Prognose!

Mit verschiedenen basistherapeutischen Maßnahmen werden die lebenswichtigen Funktionen verbessert und stabilisiert.

Überwachung der Atmung

Lebensnotwendige Maßnahmen sind die Kontrolle der Atmung und der Sauerstoffzufuhr. Mithilfe einer Sauerstoffmaske kann eine ausreichende Sauerstoffsättigung sichergestellt werden. Falls dies nicht ausreichend ist, kann es notwendig werden, dass der Betroffene maschinell beatmet werden muss. Dies geschieht, wenn mit der Gesichtsmaske die ausreichende Sättigung nicht möglich ist, wenn die Person bewusstlos ist oder wenn ein pathologisches Atemmuster vorliegt, d. h. wenn der Betroffene zu schnell und flach oder mit zu langen Pausen atmet. Die künstliche Beatmung lässt sich anhand der Blutgasanalyse überwachen und steuern. Hierzu muss der Betroffene dann auf eine Intensivstation verlegt werden.

Blutdruckkontrolle

Untersuchungen haben gezeigt, dass sowohl ein zu hoher Blutdruck als auch ein relativ zu niedriger Druck für den weiteren Krankheitsverlauf ungünstig sind. Aus diesem Grund ist eine wichtige basistherapeutische Maßnahme die Kontrolle und Normalisierung des Blutdrucks.

Innerhalb der ersten Tage nach dem Schlaganfall wird bei der Mehrheit der Betroffenen ein erhöhter Blutdruck gemessen, der sich meist in der ersten Woche wieder normalisiert. Mithilfe des erhöhten Blutdrucks will der Körper sicherstellen, dass die Versorgung des Gehirns mit Blut trotz der Gefäßverengungen oder -verschlüsse weiterhin gewährleistet ist. In den ersten 24 Stunden nach dem Schlaganfall sind deshalb

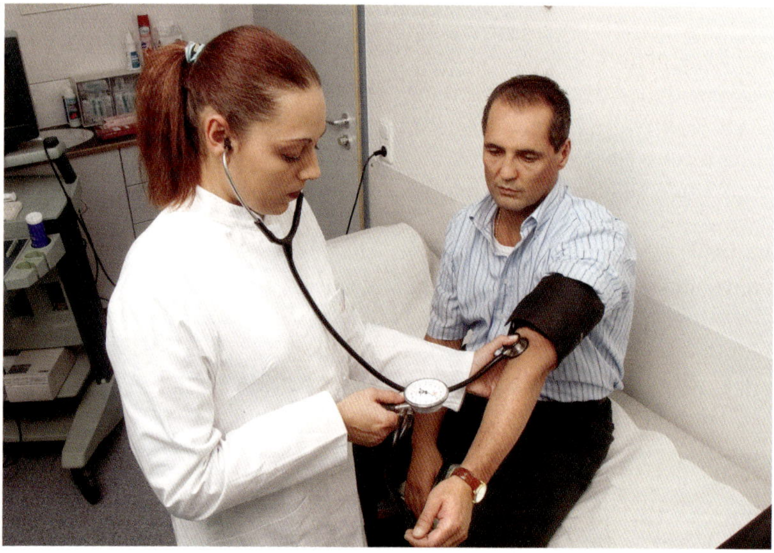

Therapeutische Basismaßnahmen nach einem Schlaganfall

- Überwachung von Blutdruck, Puls, Atmung, Sauerstoffsättigung
- Gewährleistung eines ausgeglichenen Flüssigkeitshaushalts
- Kontrolle von Blutzucker und Körpertemperatur
- Erkennen und Behandeln von Komplikationen

blutdrucksenkende Maßnahmen nicht zu empfehlen, wenn der gemessene Wert bis 200 mmHg systolisch oder 115 mmHg diastolisch beträgt. Bei einem höheren Blutdruck wird eine kontrollierte Therapie eingeleitet. An den folgenden Tagen wird eine strengere Blutdrucksenkung angestrebt.

Besondere Vorsicht ist geboten bei Vorliegen von durch Hochdruck hervorgerufenen Organkomplikationen. So kann ein seit Langem bestehender Bluthochdruck vor allem an Auge und Niere zu Gefäßveränderungen mit Durchblutungsstörungen führen, die zu einer Einschränkung der Funktion der betreffenden Organe führen. Am Auge sind dies für den Augenarzt direkt sichtbare Änderungen der Kaliber der Netzhautgefäße oder kleine Blutungen, beides macht sich durch eine nachlassende Sehkraft bemerkbar. An den Nieren verringert sich die Filterfunktion und in einem zweiten Schritt als körpereigene Anpassung erfolgt ein Anstieg des Blutdrucks.

Ein zu niedriger Blutdruck (Hypotonie), also ein Wert unter 110 mmHg, kann schädlich sein, da die Mangelversorgung des Gehirns mit Blut dadurch noch verstärkt wird. In diesem Fall wird entweder das Blutvolumen durch Infusion von Flüssigkeit erhöht oder der Betroffene erhält blutdrucksteigernde Medikamente.

Ein hoher Blutdruck innerhalb der ersten 24 Stunden nach einem Schlaganfall ist nicht bedenklich.

Flüssigkeitshaushalt

Gerade ältere Menschen, bei denen Schlaganfälle häufig sind, neigen zu einer zu geringen Flüssigkeitsaufnahme.

Wenn sich zu wenig Flüssigkeit im Körper befindet, kann ein zu niedriger Blutdruck die Folge sein. Wird ein Flüssigkeitsmangel festgestellt, muss dieser rasch, aber kontrolliert ausgeglichen werden. Kann dieser nicht mithilfe der Ernährung auf natürlichem Wege oder über Medikamente erfolgen, ist ein zentraler Venenkatheter erforderlich. Hierbei wird ein feiner Schlauch direkt in eine herznahe Vene gelegt. Mit ihm wird der zentralvenöse Druck (ZVD) kontrolliert. Die Messwerte lassen Rückschlüsse auf den Füllungszustand des Kreislaufsystems zu.

Besteht ein Flüssigkeitsmangel, kann dieser durch eine Infusion oder Magensonde behoben werden.

Damit das Herz nicht durch die plötzlich durch die Infusion zugeführte Flüssigkeitsmenge überfordert wird, müssen Herzgröße und Zustand der Lungen regelmäßig kontrolliert werden. Wenn in den Lungen zu viel Wasser ist, wird die Sauerstoffaufnahme behindert. Dadurch kann sich die Durchblutung des Gehirns verschlechtern, mit der Folge einer weiteren Schädigung des Gehirns, die sich als Bewusstseinsänderung äußern oder zu einer Verhaltensstörung sowie zu einer Verschlechterung der bestehenden Ausfälle führen kann.
Wenn zu viel Flüssigkeit vorhanden ist, wird der Betroffene durch Entwässerung mit Wasser treibenden Medikamenten – sogenannte Diuretika – oder Flüssigkeitsbegrenzung behandelt.

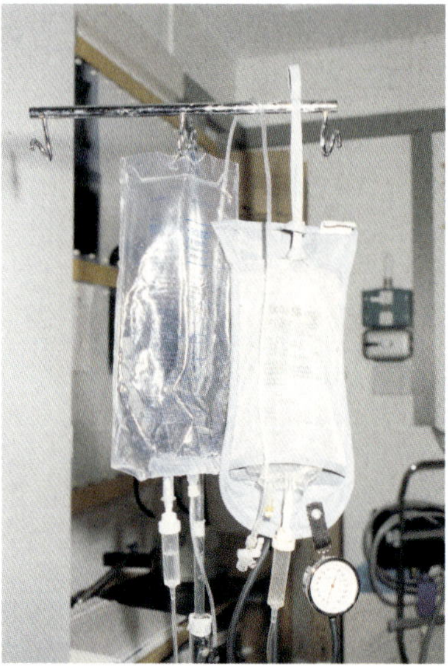

Blutzuckerwerte und Körpertemperatur

Wenn die Blutzuckerwerte aus dem Gleichgewicht und sehr hoch bzw. sehr niedrig sind, besteht die Gefahr, dass weitere Nervenzellen geschädigt werden. Um eine Über- oder Unterzuckerung zu verhindern, müssen deshalb die Blutzuckerwerte kontrolliert und, wenn nötig, mit Medikamenten normalisiert werden.
Eine erhöhte Körpertemperatur führt zu einem stärkeren Absterben von Hirnzellen bei einem Herzinfarkt. Deshalb wird regelmäßig die Körpertemperatur kontrolliert. Bei zu hoher Temperatur können Wadenwickel zu einer Senkung führen. Fiebersenkende Medikamente werden eingesetzt, wenn die Temperatur über 37,5 Grad liegt.

Verhinderung von neuen Schlaganfällen

In den ersten Tagen nach einem eingetretenen Schlaganfall oder nach dem Auftreten von Warnzeichen ist es wichtig, das Risiko von neuen Schlaganfällen mit Medikamenten zu verringern. Diese Therapie wird immer neben den Basismaßnahmen und den Maßnahmen zur Vermeidung von Komplikationen (siehe Seite 94 ff.) ergriffen.
Im Prinzip gelten in den ersten Tagen nach einem Schlaganfall die-

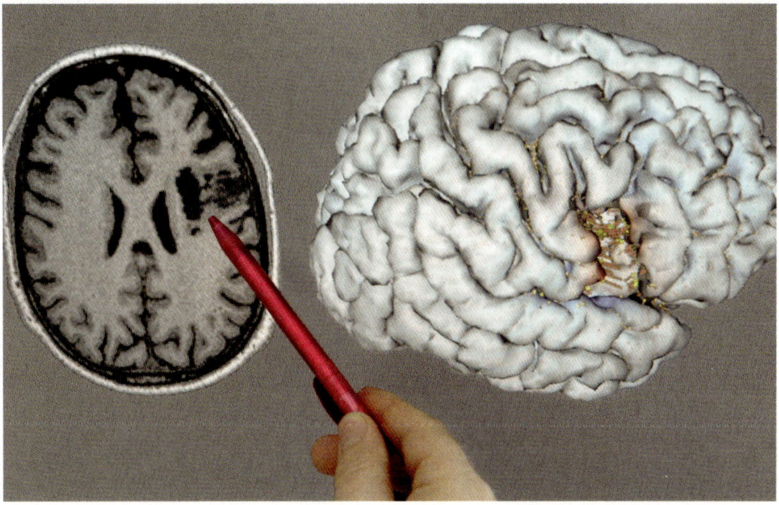

Die Aufnahme des Magnetresonanztomografen zeigt die durch einen Schlaganfall geschädigte Stelle im Gehirn.

selben Behandlungsprinzipien wie sie auch im weiteren Verlauf zu beachten sind. Zu diesem Zeitpunkt besteht allerdings ein höheres Risiko für eine Hirnblutung, wenn Medikamente eingesetzt werden, die auf das Gerinnungssystem wirken.

Generell wird heute auch in der frühen Phase nach einem Schlaganfall – soweit es keine Blutung ist – eine Behandlung mit Acetylsalicylsäure (ASS) empfohlen. Diese Medikamente hemmen die Verklumpung (Klebrigkeit an der Gefäßinnenschicht) von Blutplättchen. Bei Menschen mit hohem Risiko für einen zweiten Schlaganfall kann auch eine intravenöse Behandlung mit gerinnungshemmenden Medikamenten (Heparine) erforderlich werden, wobei diese über eine Infusion direkt in die Vene gespritzt werden. Heparin wird nur angewandt, wenn in einer Hirnarterie oder im Herzen ein Blutgerinnsel (Thrombus) nachgewiesen werden kann oder wenn eine Erkrankung besteht, die mit einer gestörten Blutgerinnung einhergeht.

Nach den ersten Tagen sinkt das Risiko für eine durch Medikamente hervorgerufene Hirnblutung und eine dauerhafte Therapie kann eingeleitet werden. Hierbei muss aber immer die Ursache des Infarkts berücksichtigt werden.

Bei dem sogenannten Vorhofflimmern und auch bei Betroffenen mit einer künstlichen Herzklappe muss eine Gerinnungshemmung mithilfe von Medikamenten eingeleitet werden, die ausreichend stark ist, um die Bildung von Blutgerinnseln im Herzen zu verhindern. Bei einem leichten Schlaganfall oder nach Warnzeichen

Medikamente mit dem Grundstoff Acetylsalicylsäure (ASS) sind für Personen, die eine Magenschleimhautentzündung oder ein Magengeschwür haben, nicht geeignet.

Hirnblutung

Die Behandlung der Hirnblutung richtet sich nach dem klinischen Bild. Kleine Blutungen, bei denen es nicht zu Kopfschmerzen oder Erbrechen kommt, haben eine sehr gute Prognose. Die Größenzunahme der Blutung muss deshalb genau kontrolliert werden. Ein operativer Eingriff ist notwendig, wenn der Hirndruck ansteigt. Bei Menschen mit größeren intracerebralen Blutungen ist deshalb die Nähe einer Neurochirurgie erforderlich.

Die Thrombolyse ist eine Therapie des verschlossenen Gefäßes. Die Behandlung mit gerinnungshemmenden Medikamenten dient der Vorbeugung von weiteren Gefäßverschlüssen.

kann früh damit begonnen werden. Bei einem großen Schlaganfall wird diese Therapie erst später begonnen, weil sie das Risiko für eine Einblutung in das geschädigte Hirngewebe erhöht.
Liegt eine Verengung der großen Halsarterien vor, ist zunächst zu prüfen, wie stark die Verengung ist. Dies geschieht mit einer Ultraschalluntersuchung. Wird hierbei eine wesentliche Verengung (über 70 Prozent) der großen Halsschlagader nachgewiesen, ist eine Operation zu empfehlen.

Lyse-Behandlung

Die Durchblutungsstörung, die für die meisten Schlaganfälle verantwortlich ist, kann auf das Zusammenklumpen (Thrombosierung) von Blut zurückgeführt werden. Ursächlich dafür ist der Gerinnungseiweißstoff Fibrin.
Die Vorstufe des Fibrins, das Fibrinogen, befindet sich gelöst im Blut. Wird Fibrinogen „aktiviert“, beispielsweise durch einen Schaden an der Gefäßwand, wandelt es sich in Fibrin um. Dieses bildet ein feines Netz, das Blutkörperchen auffängt und in einen Pfropfen umwandelt.
In diesen Mechanismus können Medikamente eingreifen. Diese entfernen ein Blutgerinnsel, indem sie das Fibrin angreifen und auflösen (griechisch lyse = Auflösung). Diesen Vorgang nennt man Thrombolyse oder kurz Lyse.
Die Lyse-Behandlung ist in folgenden Fällen sinnvoll:

- Die Arterie ist durch ein Gerinnsel verschlossen, das noch aufgelöst werden kann, d. h. es muss ein frischer Schlaganfall sein.
- Der Schlaganfall hat das Hirngewebe noch nicht vollständig zerstört.

Wir wissen heute, dass der vom Schlaganfall betroffene Bereich des Hirngewebes nicht gleich unbedingt vollständig zerstört ist, aber bei Fortbestehen eines Gefäßverschlusses notwendigerweise zerstört wird.
Um dies zu verhindern, ist es deshalb so wichtig, bei Einsetzen der Warnsymptome sofort den Not-

arzt zu rufen, um keine Zeit zu verlieren. Besonders bei der Lyse-Therapie ist der Zeitfaktor von größter Bedeutung. Sie muss innerhalb von drei Stunden nach Auftreten der ersten Warnzeichen beginnen. In dieser Zeit muss der Betroffene auf eine Schlaganfallstation gebracht und die oben beschriebenen Notfalluntersuchungen müssen durchgeführt werden.

Bei der Lyse-Therapie werden Medikamente eingesetzt, die die Blutgerinnung im Körper, die uns normalerweise vor dem Verbluten schützt, in Richtung Blutungsneigung verschiebt. Dadurch entsteht ein erhöhtes Blutungsrisiko. Vor dem Einsatz der Lyse-Therapie muss daher eine CT-Untersuchung durchgeführt werden, die eine Blutung als Ursache des Schlaganfalls ausschließt. Liegt eine Blutung vor, darf die Lyse-Therapie auf keinen Fall eingesetzt werden! Die Therapie darf ebenfalls nicht angewandt werden, wenn der Betroffene eine Allergie gegen einen Bestandteil des Arzneimittels hat oder wenn blutgerinnungshemmende Medikamente eingenommen werden. Auch ein dauerhaft als zu stark erhöht bekannter Blutdruck schließt diese Therapie aus.

Die Lyse-Therapie wird nur in Schlaganfallstationen durchgeführt und darf nur unter Hinzuziehung eines in der neurologischen Intensivmedizin erfahrenen Arztes erfolgen. Auch muss die Möglichkeit zur Durchführung eines Gehirn-CTs 24 Stunden am Tag bestehen. Außerdem muss eine interdisziplinäre Zusammenarbeit mit einem nahe gelegenen neurochirurgischen Zentrum gewährleistet sein.

In schwersten Fällen mit einem großen Ausmaß an Gewebeverlust im Gehirn kann es zu einer Hirnschwellung (Hirnödem) kommen, die eine Operation mit Entfernung der Schädeldecke erforderlich macht. Diese Schwellung

Die Krankenwagenfahrer wissen in der Regel, in welchen Krankenhäusern eine Stroke Unit zur Verfügung steht (meist in Unikliniken oder Schwerpunktkrankenhäusern).

Lyse-Behandlung

Eine gefäßeröffnende Therapie darf nur durchgeführt werden, wenn:
- der Schlaganfall auf keine Blutung zurückzuführen ist,
- das Auftreten erster Symptome weniger als drei Stunden zurückliegt,
- Blutzucker und Blutdruck in kontrollierten Grenzen sind,
- keine OP, kein Herzinfarkt und keine Hirnblutung in den letzten drei Wochen eingetreten war,
- kein Schlaganfall aufgrund einer Durchblutungsstörung in den letzten drei Monaten aufgetreten war.

wird, wie schon ausgeführt, durch die Aufnahme von Gewebsflüssigkeit durch zerstörte Nervenzellen im Gehirn verursacht und ist durch Medikamente nicht zu beherrschen. Weil das Gehirn sich im Schädel nicht nach außen ausdehnen kann, drückt es auf gesunde Teile und schädigt sie durch Reduzierung ihrer Blutversorgung (Abklemmung des Blutflusses).

Verhinderung von Komplikationen

Nach einem Schlaganfall können eine Reihe von Komplikationen auftreten. Dies gilt auch für den Fall, wenn der Betroffene schon im Krankenhaus liegt.
Nahezu die Hälfte der Schlaganfallpatienten erleidet im ersten Monat nach einem Schlaganfall Komplikationen. Dabei sind in erster Linie Menschen mit stärkeren Behinderungen und Begleiterkrankungen betroffen.
Im Folgenden werden die wichtigsten Komplikationen genauer erläutert und deren Behandlung erklärt.

Infektionen

Infektionen (z. B. Lungenentzündung) sind häufig Folge des Verschluckens von Getränken oder Speisen. Insbesondere bei Menschen, die nach dem Schlaganfall schwerere Behinderungen erlitten haben, kann es zu Schluckstörungen kommen. Dies muss nicht immer beim Essen passieren. Am häufigsten verschlucken sich die Betroffenen völlig unbemerkt!
Ursache dafür ist die gestörte Steuerung des Schluckakts. Hinzu

In Abhängigkeit vom Ausmaß der Hirnschädigung kommt es bei bis zu 50 Prozent der Betroffenen zu Schluckstörungen, die ihrerseits häufig zu Lungenentzündungen führen.

Komplikationen in der Frühphase nach dem Schlaganfall	in Prozent
Verwirrtheit	bis zu 50
Schmerzen	bis zu 43
Depression und Angst	30
Stürze	25
Harnwegsinfekte	23
Lungenentzündungen	22
Wundliegen (Dekubitus)	21
Herz-Kreislauf-Probleme	20
andere Infektionen	19
Erbrechen	15
neue Schlaganfälle	9
epileptische Anfälle	3
Beinvenenthrombose	2
Lungenembolie	1

kommen oft auch Schläfrigkeit und eine ungünstige Position im Bett. So verschlucken sich auch gesunde Menschen leichter, wenn sie z. B. liegend im Bett zu essen versuchen.

Zur Abklärung der Schluckfähigkeiten sollte ein erfahrener Therapeut, eine geschulte Pflegekraft oder ein Arzt den Betroffenen untersuchen. Auf einer Schlaganfallstation sind entsprechende Kräfte vorhanden.

Warnzeichen für eine Schluckstörung mit Verschlucken sind eine belegte, gurgelnde Stimme sowie häufige Entzündungen der Lunge und der Luftwege in den Lungen (Bronchien).

Mit dem frühen Beginn der Nahrungsaufnahme durch den Mund sollte deshalb erst nach einer Diagnostik der Schluckfunktionen begonnen werden. Viele Angehörige und Rehabilitanden erleben nach der Verlegung aus der Akutklinik einen vermeintlichen Rückschritt, wenn die vormalige Nahrungsaufnahme wieder zurückgenommen und eine besondere Kost oder gar eine Sondenernährung begonnen wird. Dies ist aber ein sehr häufiger Vorgang und nach meist kurzer Zeit kann auch in der Rehabilitation mit einer normalen Ernährung begonnen werden.

Leider kann aber in manchen Fällen bei einer absehbar längerfristig zu erwartenden Schluckstörung ein sogenanntes Tracheostoma nicht immer umgangen werden. Das Tracheostoma (Luftröhrenschnitt) schafft an der Stelle im Hals, an der die Luftröhre der Haut am nächsten liegt, einen direkten Zugang zur Lunge. Außerdem schließt ein weicher Luftsack die Luftröhre nach oben zum Mundraum hin ab. Damit kann kein Speiserest mehr in die Luftröhre kommen. Es kann aber umgekehrt auch keine Luft mehr zu den Stimmbändern gelangen, sodass diese Patienten nicht mehr sprechen können. Natürlich ist dieser Eingriff umkehrbar und bleibt in der Regel besonderen Fällen vorbehalten.

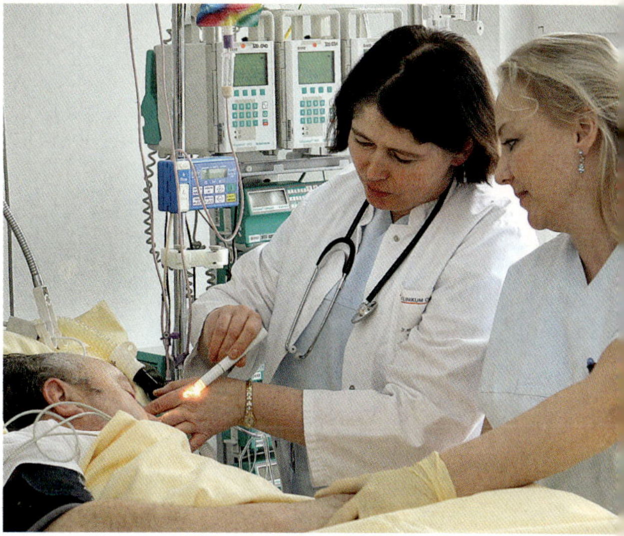

Harnwegsinfektionen sind eine weitere häufige Komplikation. Sie treten bei etwa einem Viertel der Schlaganfallpatienten auf – auch

Zur Vorbeugung des Verschluckens kann es erforderlich sein, vorübergehend eine Magensonde zu setzen. Nie darf das aber aus Bequemlichkeitsgründen erfolgen!

hier vor allem bei Schwerbetroffenen und Bettlägrigen. Besonders gefährdet sind Diabetiker und ältere und demente Betroffene (hirnleitungsgeminderte). Ursache ist oft ein Verlust der Kontrolle der Blasenfunktion mit Folge einer Inkontinenz, die zunächst tags und nachts, dann oft nur noch nachts in Erscheinung tritt. Oft wird deshalb ein Blasenkatheter durch die Harnröhre gelegt, der wiederum das Risiko für eine Blaseninfektion erhöht. Vorbeugen kann man diesen Harnwegsinfektionen durch reichlich aber dosierte Flüssigkeitsgabe, unter Umständen über eine Sonde, durch eine Ansäuerung des Harns sowie durch Blasentraining.

Inkontinenz; lateinisch: continentia = Zurückhaltung; Betroffene können den Urin nicht bewusst kontrollieren.

Da die Schlaganfälle vermehrt in höherem Alter auftreten, sind in vielen Fällen aber auch nicht durch den Schlaganfall bedingte Störungen der Blasenentleerung vorhanden. Beim Mann ist dies eine vergrößerte Prostata, bei der Frau häufig eine sogenannte Blasensenkung.

Eine sorgfältige Pflege ist bei inkontinenten Menschen unbedingt erforderlich, auch um Entzündungen im Bereich der ableitenden Harnwege und im Genitalbereich zu verhindern. Hautinfektionen können entstehen, wenn sich schweiß- und urinfeuchtwarme Räume zwischen den Hautfalten bilden, die ein idealer Nährboden für Bakterien und Pilze sind.

Am besten wird diesen Komplikationen vorgebeugt, indem so früh wie möglich mit den Betroffenen wieder ein regelmäßiger Toilettengang eintrainiert wird.

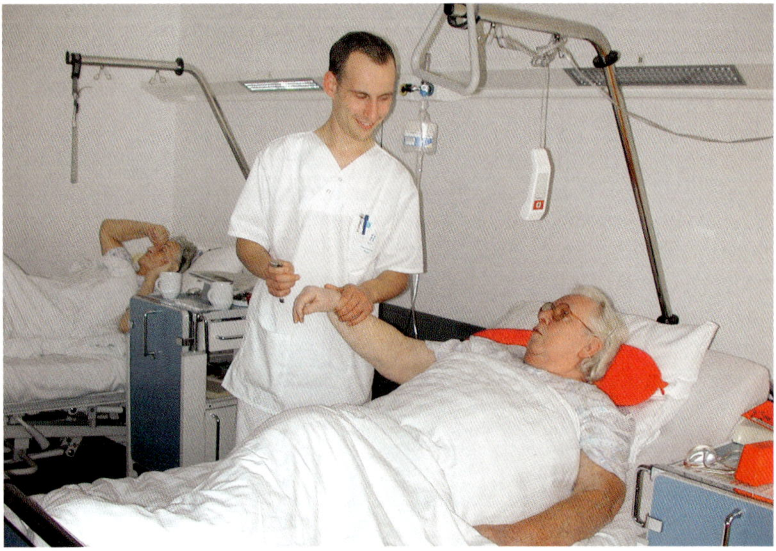

Im Krankenhaus müssen die Patienten regelmäßig untersucht werden, um Komplikationen zu verhindern.

In nur wenigen Fällen ist es wirklich erforderlich, einen Dauerkatheter zu legen, hier wiederum in erster Linie dann, wenn ein ausreichender Blasenabfluss nicht gesichert ist (und dann auch nur vorübergehend auf der Intensivstation zur besseren Steuerung der Flüssigkeitstherapie).

Energie für Gehirn und Körper

Eine ausreichende Ernährung ist besonders wichtig, da gerade bei großen Hirninfarkten das Gehirn und der Körper vermehrt Energie verbrauchen und Mangelernährung mit einer ungünstigeren Prognose verbunden ist.
Dazu sollte der Ernährungszustand richtig eingeschätzt werden, wobei „dick“ nicht gleich „richtig ernährt“ bedeutet. Viele Betroffene leiden z. B. unter einem stressbedingten Eiweißverlust (Katabolismus), der unbedingt gestoppt werden muss.

Epilepsie

Etwa acht Prozent der Patienten erleiden einen epileptischen (Krampf-)Anfall. Dieser kann wie ein neuer Schlaganfall aussehen, wenn der Anfall selbst mit seinen rhythmischen Bewegungen nicht beobachtet worden ist, sondern nur der Zustand danach mit z. B. der Verstärkung einer Lähmung oder der Verschlechterung der Sprache.
Glücklicherweise kommt es nur bei einem kleinen Teil der von einem Schlaganfall Betroffenen zur Ausprägung einer Epilepsie, die behandelt werden muss.

Stürze

In der frühen Phase nach einem Schlaganfall ist die Sturzgefahr besonders hoch. Bei bis zu einem Viertel der Betroffenen kommt es zu Stürzen. Dabei zählen im Krankenhaus alle ungewollten Lageänderungen, die zu Bodenkontakt des Körpers führen, als Sturz, also nicht nur das ungebremste Umfallen aus dem Stand.
Dazu trägt zum einen die Bettlägerigkeit bei, die trotz einer frühen Mobilisation durch die Krankengymnasten und Schwestern auf einer Schlaganfallstation erheblich sein kann. Zum anderen leiden viele Betroffene an einer Beeinträchtigung des Gleichgewichtssystems mit gestörten Gleichgewichtsreaktionen, Lähmungen, vor allem der Beine, und einer gestörten Blutdruckregulation.
Um Stürze zu vermeiden, sollten gefährdete Betroffene immer nur in Begleitung gehen. Mitunter kann auch ein sogenannter Rollator helfen. Einen weiteren Schutz vor Schenkelhalsfrakturen können Hüftprotektoren bieten.

Hirnödem

Als Folge eines Schlaganfalls können auch akute Komplikationen wie beispielsweise ein Hirnödem, eine Schwellung des Hirngewebes, auftreten (siehe Seite

93 f.). Durch den entstehenden Druck wird die Sauerstoffversorgung des Hirngewebes durch Abklemmung der Blutversorgung zusätzlich erschwert, was die Folgen des Schlaganfalls verschlimmern kann. Die Erhöhung des Drucks im Schädelinnern macht sich durch Schläfrigkeit bis zur Bewusstlosigkeit bemerkbar. Unmittelbares ärztliches Handeln ist hier notwendig, um die Schäden so gering wie möglich zu halten.

Um Schmerzen aufgrund von Lähmungen oder Bettlägerigkeit so weit wie möglich zu vermeiden, sollte relativ schnell mit Krankengymnastik und Mobilisierung der betroffenen Körperteile begonnen werden.

Schmerzen

Schmerzen nach einem Schlaganfall können sehr unterschiedliche Ursachen haben.

Eine leicht zu erkennende und zu vermeidende Ursache für Schmerzen ist bei der Lähmung eines Arms das sogenannte Schulter-Arm-Syndrom: Bei Lähmung kann das Gewicht des Arms, das in der Regel mehrere Kilogramm beträgt, nicht mehr von den Schultermuskeln getragen werden und zerrt an der bindegewebigen Aufhängung, die das Schultergelenk umgibt und die Gelenkflüssigkeit enthält. Diese Zerrung führt zu kleinsten Verletzungen, die Schmerzen verursachen. Ein unsachgemäßes Hantieren mit dem gelähmten Arm verschlimmert diese Situation. Es gilt deshalb grundsätzlich, dass der betroffene Arm schonend unterstützt gelagert werden muss und dass nicht an ihm gezogen werden darf!

Eine weitere Ursache für Schmerzen kann eine beginnende Muskelverkürzung bei längerer Bettlägerigkeit sein. Sehr selten tritt sie rasch und trotz krankengymnastischer Behandlung auf. Abhilfe schafft hier nur eine spezielle medikamentöse Therapie und inten-

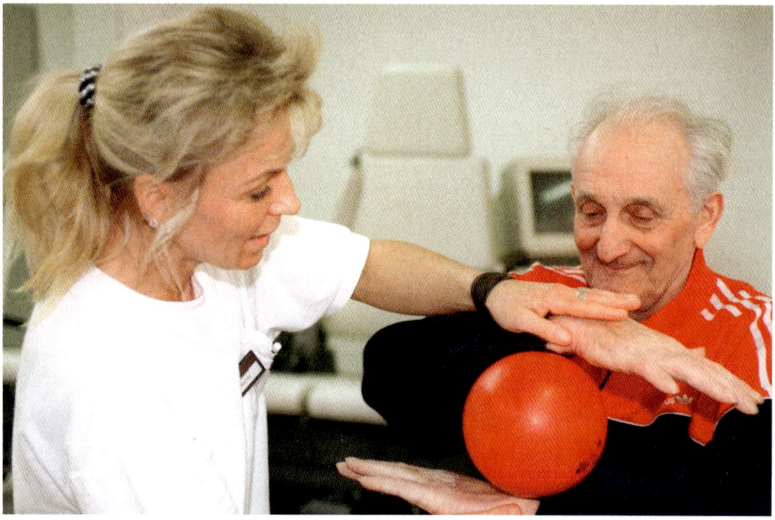

sive Krankengymnastik. Die beste Vorbeugung dagegen stellt eine frühe Mobilisierung und vorsichtige Bewegungstherapie dar.
Am Rande erwähnt sei, dass ein Hirninfarkt auch direkt Schmerzzustände auslösen kann. Sie sind in der Regel verbunden mit Störungen der Berührungsempfindung an den betroffenen Körperteilen und können gut medikamentös behandelt werden.
In jedem Fall erfordern Schmerzen eine sorgfältige ärztliche Untersuchung und Diagnose.

Verwirrtheit und Depression

Eine Verwirrtheit, die oft während der Nacht auftritt, ist in der frühen Phase nach einem Schlaganfall nicht selten. Sie ist bedingt durch eine allgemeine Störung der Botenstoffe im Gehirn und wird begünstigt durch eine Vielzahl von Faktoren, z. B. nicht ausreichende Flüssigkeitszufuhr durch den Entzug von langjährig eingenommenen Medikamenten (z. B. Tranquilizern) oder Veränderungen im Hirnstoffwechsel. Auch ein gewohnheitsmäßiger hoher Alkoholkonsum, der dem Schlaganfall vorausgegangen ist, kann bei dem im Krankenhaus fehlenden Alkohol zu einem Entzugszustand mit Verwirrtheit führen.
Wesentlich wichtiger auch für den Rehabilitationserfolg ist die Behandlung einer Depression, die oft verbunden ist mit der Angst vor einem neuen Schlaganfall.
Depressionen sind ein sehr häufiges Problem nach einem Schlaganfall. Diese Stimmungsveränderungen sind nicht nur Ausdruck einer in vielen Fällen verständlichen Sorge um die eigene Zukunft, sondern gehören oft zu den Schädigungsfolgen im Gehirn.
Sie bestehen bei jedem zweiten Menschen mit Schlaganfall und überdauern häufig die Akutphase, weshalb sie sowohl für Betroffene als auch für Angehörige eine langfristige Aufgabe bleiben. Die Depression ist in aller Regel umso ausgeprägter, je stärker die Behinderung ist.
Die Depression führt zu einer Reihe von Störungen, angefangen vom schlechten Schlaf, über sozialen Rückzug, bis hin zu einem Verlust an Motivation und zu Antriebslosigkeit. Appetit und auch das sexuelle Interesse können eingeschränkt sein.
Es ist klar, dass eine Depression die Rehabilitation verzögert, umgekehrt eine verzögerte Rehabilitation aber auch zu einer Depression führen kann. Im Ergebnis spielt das aber keine Rolle.
Nicht immer ist die Diagnose einfach zu stellen. Schwierig kann es insbesondere bei Menschen mit Sprachstörungen sein, die nicht ausreichend über ihre Stimmung sprechen können. Aber es gibt auch Betroffene, deren Gesichtsausdruck depressiv scheint, die aber nur eine Störung der Mimik haben. Die Angehörigen können

Wir wissen heute, dass eine Depression die Erholung nach dem Schlaganfall verzögern und manchmal sogar sehr stark behindern kann. Deshalb ist eine frühzeitige Erkennung und Behandlung wichtig.

in diesen Fällen dem Arzt sehr wichtige Informationen liefern, weil sie die Persönlichkeit und das Verhalten des Familienmitglieds länger kennen und damit oft besser einordnen können.

Auch Angst behindert die Erholung und muss rechtzeitig erkannt und behandelt werden. Oft fällt sie bei den krankengymnastischen Therapien auf, weil viele Patienten erst Angst bei der Mobilisierung aus dem Bett zeigen.

Wahnvorstellungen und Halluzinationen

Insgesamt selten können nach einem Schlaganfall andere Krankheitsbilder mit Verhaltensauffälligkeiten auftreten. Dazu gehören Wahnvorstellungen und Halluzinationen. Beim Wahn ist der Betroffene der sicheren Überzeugung, dass etwas Bedrohliches, Angstmachendes oder Irreales mit ihm geschieht. Beispielsweise kann ein Betroffener der Meinung sein, dass seine Frau verstorben ist, und er lässt sich durch nichts davon abbringen.

Auch Halluzinationen, d. h. Wahrnehmungen von nicht real vorhandenen Personen, Tieren oder Gegenständen, können auftreten. Diese Auffälligkeiten sind meistens nur vorübergehend, erfordern aber Beachtung, besondere Hinwendung und Verständnis und manchmal auch den Einsatz von Medikamenten.

Beinvenenthrombose

Bei der Beinvenenthrombose verklumpt Blut in den Blutgefäßen, die von den Beinen zum Herzen führen. Dies ist eine Erkrankung, die nicht nur Menschen nach einem Schlaganfall treffen kann, sondern jeden, der ohne Bewegung zu lange liegt (insbesondere

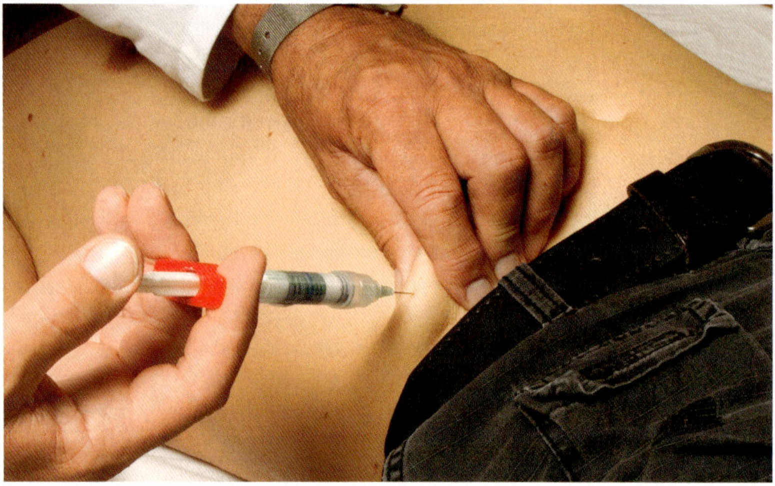

Durch die Gabe von gerinnungshemmenden Medikamenten können Thrombosen vermieden werden.

nach Operationen) oder sitzt. Sie betrifft z. B. auf Langstreckenflügen manche Passagiere. Ursache dafür ist in erster Linie die mangelnde Bewegung der Beine.
Bei Gesunden führt das Laufen zu einem rhythmischen Zusammenziehen der Muskeln der Beine. Damit wird eine Pumpenwirkung auf die Venen ausgeübt und der Rückstrom des Bluts zum Herzen gefördert. Bei Schlaganfallpatienten fehlt diese Pumpwirkung entweder durch zu lange Bettlägerigkeit oder aufgrund einer Beinlähmung. Glücklicherweise handelt es sich dabei um eine seltene Komplikation, weil sowohl eine medikamentöse als auch eine physikalische Vorbeugung (Tretkissen) möglich sind.
Die fehlende Pumpfunktion kann auch durch elastische Strümpfe bis über die Knie teilweise ersetzt werden. Vielen Patienten sind diese Strümpfe allerdings unangenehm. Sehr wirksam in der Vorbeugung ist die tägliche Gabe eines gerinnungshemmenden Medikaments – eines sogenannten Heparins –, das einmal am Tag mit einer Spritze in das Unterhautfettgewebe gegeben wird.
Selbst wenn eine Beinvenenthrombose aufgetreten ist, kann mit diesem Medikament in höherer Dosierung eine wirkungsvolle Behandlung durchgeführt werden. Natürlich ist die frühzeitige Mobilisation und Aktivierung der Muskelarbeit der beste Schutz.

Herzrhythmusstörungen

Hirninfarkte können – wenn auch selten – die Ursache für Herzrhythmusstörungen sein. Die Betroffenen müssen deshalb intensiv überwacht werden.

Herz-Kreislauf-Probleme

Wie schon im ersten Kapitel besprochen, liegt einem Schlaganfall oft eine generalisierte Gefäßerkrankung zugrunde. Es ist deshalb nicht verwunderlich, dass sich Auswirkungen dieser Erkrankung am Herzen bemerkbar machen können. Hierzu zählen Herzrhythmusstörungen und auch Herzinfarkte.
Deshalb werden bei Schlaganfallpatienten intensiv auch Herz und Kreislauf überwacht.

Ein Schlaganfall kann ähnliche Ursachen haben wie verschiedene Herzerkrankungen, weshalb Herz und Kreislauf regelmäßig kontrolliert werden müssen.

Wie geht es weiter?

Nach einem Schlaganfall wird den Betroffenen eine seiner Behinderungsstufe angemessene Rehabilitation zuteil. Dabei werden das Ausmaß der Behinderung und die medizinische Prognose sowie die Belastbarkeit und die soziale Situation berücksichtigt. Die neurologische Rehabilitation ist in verschiedene Intensitätsstufen gegliedert, die im folgenden Kapitel besprochen werden.

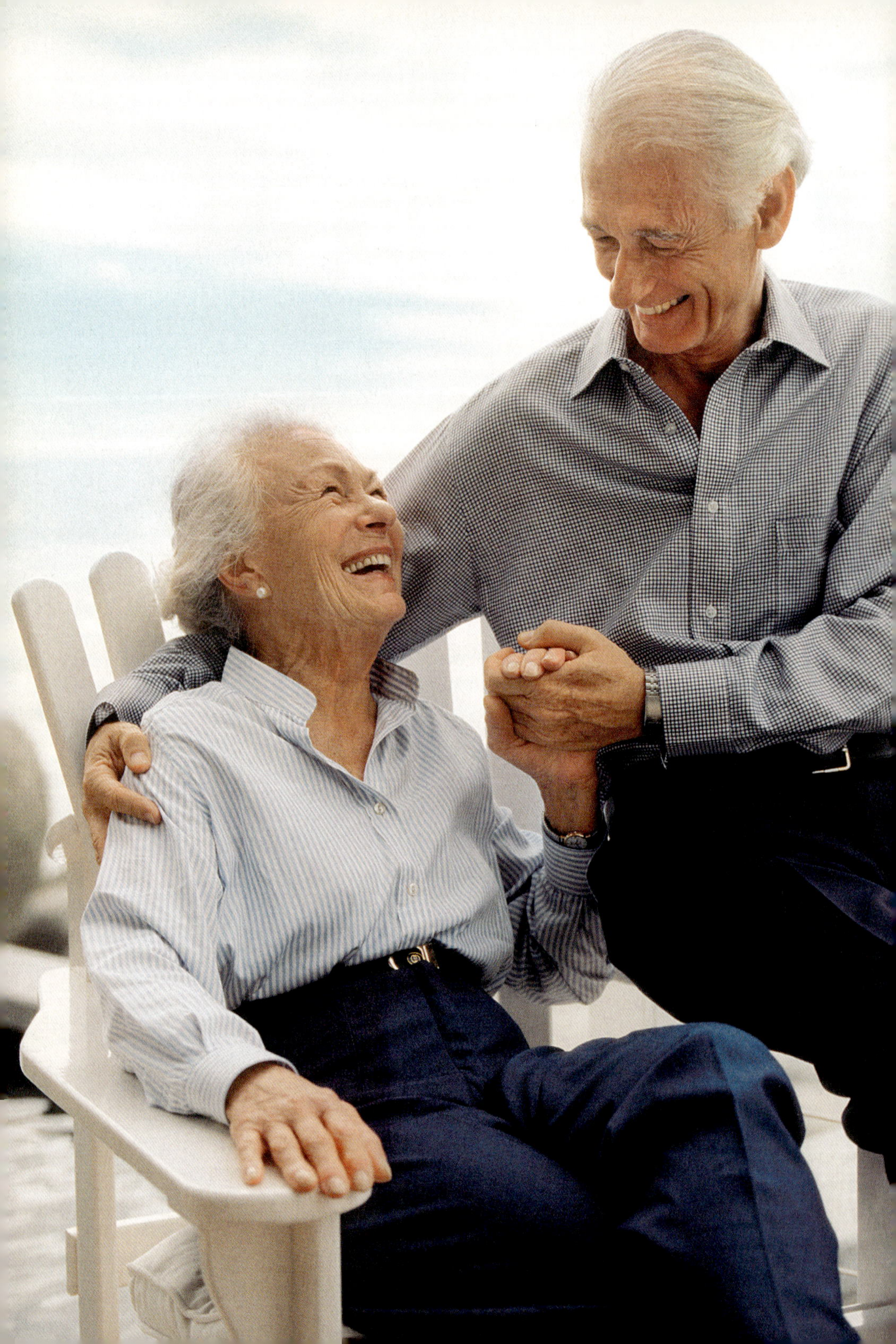

Das Leben nach einem Schlaganfall

Die Rehabilitation nach einem Schlaganfall ist ein wesentlicher Bestandteil der Behandlung, da durch frühzeitige Maßnahmen die Behinderungen nach einem Schlaganfall oft wieder weitgehend behoben werden können. Dies erhöht die Lebensqualität und kann wiederum zu einer schnelleren Genesung führen.
Die Rehabilitation hat aber nicht nur gesundheitliche, sondern auch psychosoziale Ziele, z. B. die Wiedererlangung der Berufsfähigkeit. Aus dem Schlaganfallpatienten in der Akutbehandlung, der passiv die therapeutischen Maßnahmen hinnimmt, muss nun ein aktiv Lernender, ein seine Fähigkeiten Wiedererlangender werden.

Die Rehabilitation

Wie in Kapitel eins dargestellt, bleiben bei etwa 45 Prozent der Betroffenen einschränkende Behinderungen nach der Akutbehandlung bestehen. Sie sind Folge des Verlusts von Nervenzellen im Gehirn und der daraufhin stattfindenden Anpassung des Gehirns an die Verletzung.
Um diese Funktionsstörungen so weit wie möglich zu bessern und im Idealfall zu beheben, ist es wichtig, nach einem Schlaganfall so früh wie möglich mit einer Rehabilitation zu beginnen.

Rehabilitation kommt vom lateinischen Wort rehabilitare – wieder fähig machen – und ist nichts anderes als das Wiedererlernen von verlorenen Fähigkeiten. Rehabilitiert werden kann lediglich derjenige, der auch rehabilitiert werden will. Erfolgreich geht das nur, wenn Motivation, Konzentration und der Wille, alles zu tun, was die Gesundheit fördert, in ausreichendem Maß vorhanden sind.
Zusätzlich müssen Fachleute (Therapeuten, Pflegekräfte, Ärzte) mit geeigneten Räumlichkeiten

Wichtige Punkte bei der Rehabilitation

Jeder Betroffene sollte
- ohne Verzug Zugang zur Rehabilitationseinrichtung haben.
- von den Fachkräften in der Schlaganfallrehabilitation zur Erfassung der Ausgangsprobleme untersucht werden.
- gemeinsam mit den an der Schlaganfallrehabilitation beteiligten Fachkräften und möglichst auch mit den Angehörigen die Therapieziele festlegen.
- eine auf die individuellen Bedürfnisse abgestimmte Schlaganfallrehabilitation erhalten.
- regelmäßig neu untersucht werden und ggf. an Besprechungen zur weiteren Zielfestlegung teilnehmen.

Die Vorgänge im Gehirn, die zu seiner Anpassung an geänderte innere und äußere Bedingungen führen, werden unter dem Begriff der Plastizität zusammengefasst.

und Materialien zur Verfügung stehen. Wichtig für die erfolgreiche Genesung sind außerdem die Angehörigen und andere Bezugspersonen des Betroffenen.

Wichtige Faktoren bei der Rehabilitation

Die körperlichen und seelischen Folgen eines Schlaganfalls sind bei jedem Betroffenen anders. Häufig treten Behinderungen wie Schluckstörungen, Lähmungen oder Orientierungsstörungen auf, die die Rehabilitation deutlich beeinträchtigen und verlangsamen können. Glücklicherweise verfügt das Gehirn über Mechanismen, die nach einer Schädigung einsetzen und Ausfälle überwinden helfen. Hierzu zählen vor allem biologische Prozesse, die aber wesentlich durch psychosoziale Faktoren gefördert werden – nur das Zusammenspiel dieser beiden Faktoren führt zu der Wiederherstellung vieler Gehirnfunktionen und einer Chance auf eine baldige Normalisierung des Lebens nach einem Schlaganfall.

Biologische Faktoren

Hierunter fallen Änderungen des Zusammenspiels der verbliebenen Nervenzellen, die Verbindungen/Vernetzungen in Anspruch nehmen, die beim Gesunden bisher nicht genutzt wurden. Aber auch die Ausbildung neuer Verbindungen zwischen den verschiedenen Zellen ist ein wichtiger biologischer Mechanismus. Die dabei ablaufenden Prozesse sind noch nicht vollständig erforscht.

Diese im Gehirn ablaufenden Prozesse spiegeln letztlich das Wiedererlernen von Funktionen wider. Deshalb ist die bewusste und motivierte Teilnahme der Betroffenen so wichtig, denn nur so kann das Gehirn zum Lernen, d. h. seiner Neu-Organisation angeregt werden!

Psychosoziale Faktoren

Wir wissen aus eigener Erfahrung, dass zum Lernen vonseiten des Lernenden zum einen eine gute Motivation und die Fähigkeit zur Konzentration auf die Aufgabe nötig sind. Auch muss er ausgeruht sein. Zum anderen sind für einen Lernerfolg aber auch die richtigen äußeren Bedingungen wie z. B. geeignetes Lernmaterial, gute Lehrer und eine zum Lernen anregende Umgebung notwendig.

Lernen kann jeder, auch ältere Menschen. Genauso wie der Lernerfolg bei Schulkindern von der persönlichen Motivation abhängt und dementsprechend gefördert werden kann, ist es möglich, für Menschen nach einem Schlaganfall Anreize zu schaffen, die sie zum Lernen animieren. Dabei spielen die Umgebung, die Familie und die Freunde eine entscheidende Rolle.

Wichtige psychosoziale Faktoren bei der Rehabilitation

- Auch (alte) Menschen mit einem geschädigten Gehirn können lernen.
- Der Fortschritt bei der Wiederherstellung von Funktionen hängt vom Lernen ab.
- Das Lernen hängt von der Motivation ab.
- Die Motivation kann gefördert werden.

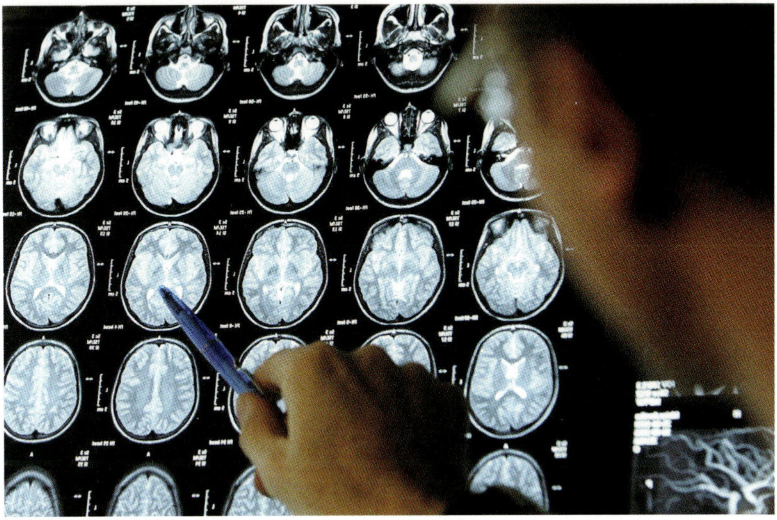

Eine wichtige Voraussetzung für die Festlegung der richtigen, auf die Bedürfnisse des Einzelnen abgestimmten Rehabilitationsmaßnahmen, ist die Feststellung des genauen Schadens im Gehirn.

Für den Erfolg der Rehabilitation ist die aktive Teilnahme des Betroffenen von zentraler Bedeutung.

Durch Besuche am Krankenbett und, bei schwerer Betroffenen in späteren Phasen, durch die Teilnahme an den therapeutischen Übungen in der Klinik und durch die Unterstützung bei Wochenendbesuchen können Fortschritte maßgeblich unterstützt werden. Die Angehörigen bleiben in allen Phasen der Rehabilitation deshalb wichtige Partner für die weitere Entwicklung der Betroffenen.

Negative Faktoren bei der Rehabilitation

Die Prognose des Schlaganfalls und der Erfolg der Rehabilitation können schon in der Akutphase unter Berücksichtigung einzelner Befunde mit einiger Sicherheit bestimmt werden.

Einen negativen Einfluss auf die Selbstständigkeit des Betroffenen nach einem Schlaganfall haben räumliche Orientierungsstörungen, auch Apraxie genannt. Eine Apraxie (griechisch apraxia = Untätigkeit) ist gekennzeichnet durch Fehlhandlungen bei Bewegungsabläufen (motorische Störungen), ohne dass Lähmungen oder sonstige Funktionsstörungen vorliegen. Die Betroffenen können z. B. eine Zahnbürste nicht richtig benutzen, keine Werkzeuge gebrauchen oder keine verständlichen Gesten ausführen (z. B. das Winken beim Abschied).

Auch eine Schluckstörung, eine Harninkontinenz und Lähmungen können nach einem Schlaganfall das Leben des Betroffenen stark beeinträchtigen. Mithilfe des Barthel-Index (siehe Seite 113 f.) kann man beurteilen und beobachten, wie stark die Behinderungen im täglichen Leben nach einem Schlaganfall sind und ob sich diese Aktivitäten des täglichen Lebens (ATL) durch eine Rehabilitation verbessern.

Auswahl der geeigneten Versorgung

Die Erstbehandlung der Menschen mit Schlaganfall findet idealerweise auf einer Schlaganfallstation (Phase A, Abbildung folgende Seite) statt. Hier werden auch erste rehabilitative Schritte eingeleitet.

Besteht danach ein Rehabilitationsbedarf und können Rehabilitationsziele formuliert werden, erfolgt die Weiterverlegung zur Rehabilitation. Entsprechend dem Schweregrad der Behinderungen und dem notwendigen medizinischen Aufwand geschieht das in unterschiedlichen Einrichtungen. In Deutschland hat sich ein dichtes Netz entsprechender Einrichtungen entwickelt. Die verschiedenen Phasen der Behandlung sind auf nebenstehender Abbildung dargestellt.

Akutbehandlung – Phase A

Im Vordergrund stehen hier die Diagnose der Ursachen des

Schlaganfalls und deren Behandlung sowie die Erfassung und Behandlung von typischen Komplikationen (siehe Seite 94 ff.). Die Aufenthaltsdauer auf einer Schlaganfallstation ist kurz und beträgt in der Regel nur zwei bis vier Tage.

Frührehabilitation – Phase B

Die Frührehabilitation der Phase B ist durch einen fortbestehenden hohen medizinischen Aufwand gekennzeichnet. Betroffene in diesem Behandlungsabschnitt sind oft bewusstseinsgetrübt, nicht kooperationsfähig und deshalb nicht in der Lage, täglich an mehreren längeren Behandlungen teilzunehmen. Sie sind häufig vollständig pflegebedürftig (also bettlägerig), können nicht schlucken und müssen daher über eine Sonde ernährt werden. Außerdem können sie ihre Blasen- und Darmfunktion nicht kontrollieren. Komplikationen sind bei diesen Patienten häufig. Entsprechend hoch ist bei ihnen der Therapie- und Pflegebedarf.

In Phase B finden sich in der Regel nicht die typischen Schlaganfallpatienten mit Halbseitenlähmungen. Sie ist aber geeignet für Schwerstbetroffene mit Lähmungen von beiden Armen und Beinen und mit Schluckstörungen oder für Menschen mit noch schweren Bewusstseinsstörungen nach einem Schlaganfall.

Die Behandlung in dieser Phase ist beendet, wenn die Betroffenen so belastbar sind, dass sie an mehreren täglichen Behandlun-

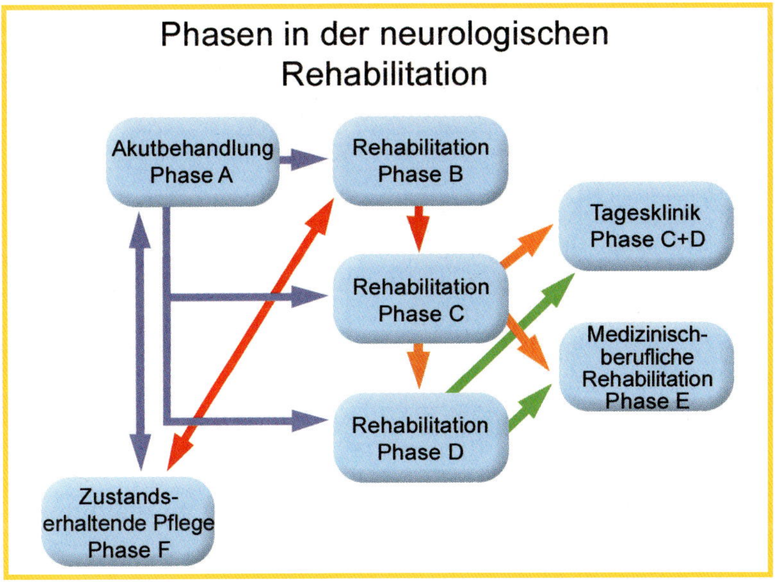

Die Rehabilitation nach einem Schlaganfall kann in verschiedene Phasen eingeteilt werden. Je nach persönlichem Fortschritt durchlaufen Betroffene unterschiedlich viele Phasen.

gen über insgesamt mindestens drei Stunden teilnehmen und damit in die Phase C weitergeleitet werden können oder wenn sich nach einer ausreichend langen Beobachtungszeit herausstellt, dass zunächst kein weiterer Fortschritt zu erwarten ist.

In letzterem Fall ist eine pflegerische Versorgung in die Wege zu leiten. Die Dauer der Beobachtungszeit richtet sich nach medizinischen Kriterien wie z. B. der Entwicklung der weiter oben beschriebenen Komplikationen.

Auch haben die unterschiedlichen Hirninfarkttypen und ihre Größe eine Bedeutung für die Erholung nach einem Schlaganfall.

Weiterführende Rehabilitation – Phase C

Menschen, die nach einem Schlaganfall Behinderungen haben, werden aufgrund ihrer eingeschränkten Fähigkeit, das alltägliche Leben zu meistern, und wegen des hohen medizinischen Betreuungsaufwands meist in Phase C eingestuft. Dies geschieht bei einem Barthel-Index (siehe Seite 113 f.) im Bereich von 25 bis 30 Punkten bis zu 75 Punkten.

Die Betroffenen sind kooperationsfähig und bedürfen nur noch einer teilweisen Hilfe bei den Aktivitäten des täglichen Lebens. Eine akute Selbst- oder Fremdgefährdung liegt nicht vor. Sie sind aber immer noch von den typischen Komplikationen, die nach einem Schlaganfall eintreten können, bedroht (siehe Seite 94 ff.) und erhalten deshalb weiter eine intensive ärztliche Betreuung.

Die therapeutischen Schwerpunkte liegen in dieser Phase auf der Verbesserung der Mobilität und

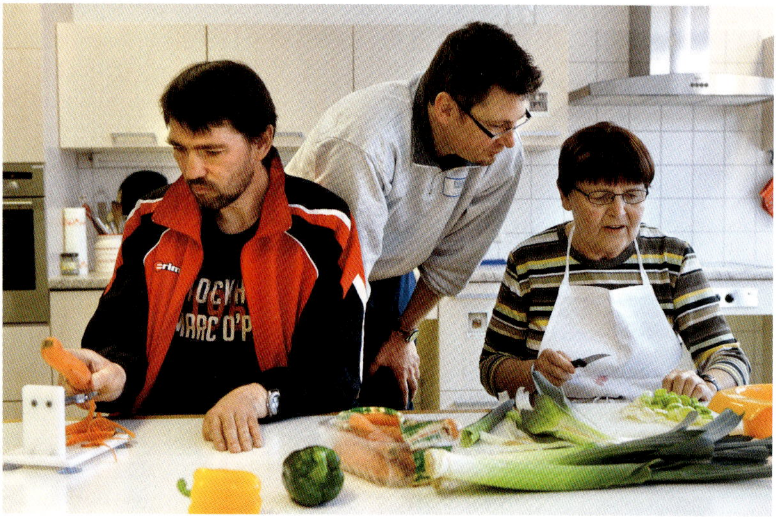

Bei der Therapie werden Betroffene mit alltäglichen Aufgaben konfrontiert.

der höheren Unabhängigkeit in Aktivitäten des täglichen Lebens. Bei Menschen mit Sprachstörungen nehmen natürlich entsprechende Therapien einen gleichrangigen Platz ein.
Bei Erreichen zumindest einer weitgehenden Selbstständigkeit in den Aktivitäten des täglichen Lebens kann diese Phase beendet werden. Stellt sich ebenso wie in der Phase B nach längerer Beobachtungszeit kein Rehabilitationsfortschritt ein, sollte eine pflegerische Versorgung erwogen werden.

Anschlussheilbehandlung – Phase D

Die meisten Menschen, die einen Schlaganfall erleiden, werden nach der Akutbehandlung in die Phase D der Rehabilitation entlassen. Dafür müssen sie in den Aktivitäten des täglichen Lebens selbstständig sein und an mehreren Stunden therapeutischer Aktivitäten teilnehmen können. Sie dürfen keine professionelle Hilfe mehr benötigen.
In Phase D stehen Maßnahmen im Vordergrund, die die berufliche oder soziale Reintegration des Betroffenen fördern. Therapieziele sind dementsprechend vor allem die Stärkung der physischen und psychischen Durchhaltefähigkeit.

Medizinisch-berufliche Rehabilitation – Phase E

Phase E beinhaltet Rehabilitationsmaßnahmen, die die weitere Konsolidierung und das Training derjenigen Funktionen betreffen, die für eine berufliche Wiedereingliederung wichtig sind. Diese Phase kann auch ambulant absolviert werden.

Zustandserhaltende Pflege – Phase F

In dieser Phase finden sich all jene Betroffenen, die keine ausreichenden Fortschritte in die Selbstständigkeit machen konnten.
Die Phase umfasst alle Versorgungsformen mit überwiegendem pflegerischen Anteil zur dauerhaften Zustandserhaltung. Ein Großteil der Menschen dieser Gruppe wird in der Familie versorgt, wobei der Betroffene weiterhin therapeutisch betreut wird. Regelmäßig wird auch in dieser Phase der Arzt überprüfen, ob sich Änderungen der Rehabilitationsbedürftigkeit ergeben haben.

Geriatrische Rehabilitation

Geriatrie (griechisch geron = der Greis) bezeichnet die Altersheilkunde. Bei hochbetagten Menschen ist oft zu beobachten, dass sie vor dem Auftreten eines Schlaganfalls häufig schon durch andere Krankheiten in ihren Alltagsaktivitäten behindert waren. Bei ihnen ist eine geriatrische Rehabilitation zu erwägen.
Beispiele: Ein 78-jähriger Mann mit einem rechtsseitigen Hüftgelenkersatz, der nur noch sehr kurze Wege bewältigt, konnte

Die meisten Menschen, die einen Schlaganfall hatten, beginnen nach kurzem Aufenthalt auf der Schlaganfallstation mit einer Anschlussheilbehandlung.

schon vor dem Schlaganfall seine Einkäufe nicht allein erledigen. Nach einem Schlaganfall leidet er zusätzlich an einer Lähmung der gesamten rechten Körperhälfte. Aufgrund des Alters bietet es sich an, den Betroffenen in die geriatrische Rehabilitation zu verlegen. Das Gleiche gilt für eine 71-jährige Dame, die wegen einer zunehmenden Vergesslichkeit in einem Pflegeheim lebt und die hier einen Schlaganfall mit linksseitiger Lähmung des Beins erleidet.

Sehr alte Menschen werden häufig in der geriatrischen Rehabilitation betreut.

Ambulante neurologische Rehabilitation

Grundsätzlich sollte bei Einverständnis des Betroffenen und einer geeigneten Einrichtung erwogen werden, die Rehabilitation der Phase D ambulant durchzuführen. Bei der ambulanten Rehabilitation verbleiben die Betroffenen in ihrem häuslichen Umfeld und suchen die Rehabilitationseinrichtung nur für die Therapien auf, die in der Regel über einen halben Tag durchgeführt werden. In der ambulanten Einrichtung gibt es auch Ruheräume und die Möglichkeit, Mittag zu essen.

Als Vorteile der ambulanten Rehabilitationsbehandlung werden die tägliche Übung und Übertragung des Erlernten in den Alltag, das Außentraining (z. B. beim Einkaufen, bei der Benutzung öffentlicher Verkehrsmittel und im Haushalt), die insgesamt bessere Einbeziehung der Angehörigen und die Sichtbarmachung von Therapiezielen im häuslichen und beruflichen Umfeld genannt. Nicht zuletzt ist auch die Betreuung der stufenweisen beruflichen Wieder-

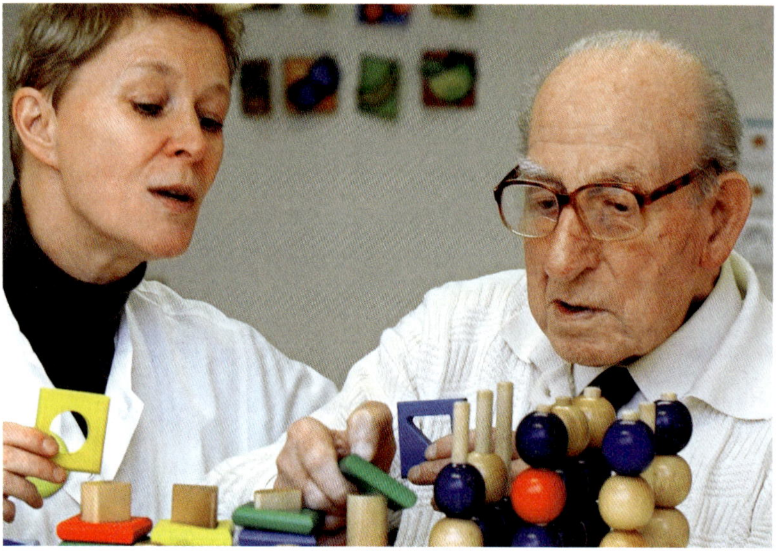

Bei der Rehabilitation wird auch die Beweglichkeit der Finger mit verschiedenen Hilfsmitteln trainiert.

Ambulante neurologische Rehabilitation

Voraussetzungen für die Behandlung in der ambulanten neurologischen Rehabilitation sind:

- ausreichende körperliche und psychische Belastbarkeit für fünf bis sechs Therapieeinheiten
- maximal zweimal ca. 45 Minuten An- und Abfahrt
- Gruppenfähigkeit
- Selbstständigkeit im Alltagsleben oder Selbstständigkeit mit geringer Unterstützung

eingliederung in der ambulanten Umgebung möglich.
Als grundsätzlicher Nachteil müssen der Transport und die damit verbundenen organisatorischen Probleme angesehen werden, ferner der erhöhte Betreuungs- und gelegentlich sogar Pflegeaufwand durch Familienangehörige.

Beginn der Rehabilitation

Grundsätzlich soll die Rehabilitation so früh wie möglich beginnen und aufgabenspezifisches Üben umfassen. Eine hohe Intensität der Behandlung ist einer niedrigen vorzuziehen. Allerdings heißt dies nicht in allen Phasen für alle Betroffenen, dass viel viel hilft, sondern dass für ein Ziel mehr besser ist als weniger.
So ist es für einen hochgradig linksseitig an Arm und Bein gelähmten Menschen mit einer Aufmerksamkeitsstörung nach links und Schwierigkeiten beim Anziehen sinnvoller, anfangs kein Gangtraining zu absolvieren. Hier sollte besser ein häufiges Standtraining mit einer Behandlung der fehlenden Aufmerksamkeit für die linke Raumseite kombiniert und erst zu einem späteren Zeitpunkt mit dem Gangtraining begonnen werden.

Jeder Betroffene benötigt bei der Rehabilitation einen genau auf seine Bedürfnisse abgestimmten Therapieplan.

Nicht jeder Betroffene benötigt die gleiche Behandlung. Oft zwingen besonders in frühen Phasen der Rehabilitation die begrenzten Fähigkeiten zu einer Schwerpunktsetzung, die von den Angehörigen nicht immer verstanden wird. Es ist z. B. nachgewiesenermaßen in der Sprachtherapie und auch beim Training des Gehens und der Benutzung der Hand sinnvoll, diese Funktionen häufig zu üben, anstatt eine „Gießkan-

Behandlungserfolge

Günstig für ein gutes Ergebnis der Behandlung sind:

- der frühestmögliche Beginn der Rehabilitation
- die höchstmögliche Intensität der Behandlungen
- die höchstmögliche Aufgabenspezifität der Übungen

nenverteilung“ von therapeutischen Maßnahmen vorzunehmen und alle möglichen Übungen durchzuführen. Scheuen Sie sich aber nicht, als Betroffener oder Angehöriger den behandelnden Arzt oder das Pflegepersonal nach dem Sinn einer bestimmten Therapiemaßnahme zu fragen!

Die Behandlungsverfahren beruhen alle auf dem Prinzip der Wiederholung, der Zweckmäßigkeit und der Selbstkontrolle. Umgekehrt heißt das, dass ein Verfahren umso besser sein wird, je mehr es dieses in die Tat umsetzt.

Auch bedarf nicht jede Funktionsstörung unbedingt einer Einzeltherapie. Gruppentherapien und kontrollierte Selbstübungen sind in vielen Fällen geeignete Formen der Behandlung von leichten Funktionsstörungen.

Die Rehabilitation kann nicht von Pflegepersonal und Ärzten allein mit dem Betroffenen bewerkstelligt werden. Vielmehr spielen hier eine Vielzahl von verschiedenen therapeutischen Disziplinen eine

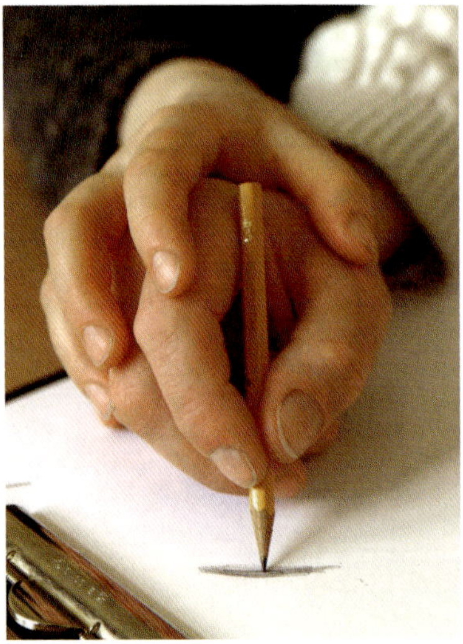

In der Ergotherapie werden Übungen zur Verbesserung der Schreibfähigkeit durchgeführt.

Gemeinsame Entscheidungen

Therapieziele müssen mit dem Betroffenen und ggf. mit den Angehörigen gemeinsam festgelegt werden!
Sie müssen

- für den Rehabilitanden angemessen,
- während der Rehabilitation erreichbar,
- realistisch unter Berücksichtigung der medizinischen Prognose und
- messbar sein.

Rolle, die bei jedem unterschiedlich eingesetzt werden. In Abhängigkeit von Schwere und Art der Ausfälle, von Belastbarkeit des Betroffenen und vom Stadium der Rehabilitation werden individuell unterschiedliche Schwerpunkte und Ziele gesetzt.

Das Rehabilitationsteam umfasst alle an der Rehabilitation beteiligten Personen. Dazu gehören in der Regel neben dem zuständigen Arzt das Pflegepersonal, Krankengymnasten, Sporttherapeuten, physikalische Therapeuten, Ergotherapeuten und Heilpädagogen, Sprachtherapeuten, Psychologen, Sozialarbeiter sowie Fachkräfte aus den Bereichen Orthoptik, Musik- und Kunsttherapie, Rekreation und Seelsorge.

Am engsten arbeiten die Krankenpflege, die Krankengymnastik und, wo vorhanden, die Sporttherapie, Ergotherapie, Heilpädagogik und, wenn nötig, die Sprachtherapie (Logopädie) mit dem Betroffenen zusammen. Psychologen, Sozialarbeiter und alle anderen werden nur bei Bedarf hinzugezogen. Natürlich gehören Sie als Betroffener sowie Ihre Angehörigen in den Mittelpunkt der therapeutischen Behandlung.

An den regelmäßigen Treffen der Therapeuten mit den Betroffenen sollten, wenn möglich, auch die nächsten Angehörigen teilnehmen. Am Anfang und bei Menschen, die schwere Behinderungen haben, werden diese Treffen häufiger stattfinden, später nur noch in größeren Abständen. Auf den Besprechungen werden Fortschritte und Probleme besprochen, die Schwierigkeiten bei der Rehabilitation mittels geeigneter Messinstrumente erfasst und das weitere Vorgehen festgelegt.

Ein geeignetes und häufig verwendetes Messinstrument ist z. B. der Barthel-Index. Mithilfe dieses Indexes kann man alle wichtigen Aktivitäten des täglichen Lebens erfassen und den

Der Barthel-Index wird häufig vom Medizinischen Dienst der Krankenversicherung (MDK), dem sozialmedizinischen Beratungs- und Begutachtungsdienst der gesetzlichen Kranken- und Pflegeversicherung in Deutschland, zur Einstufung in eine Pflegekategorie der Pflegekasse verwendet.

Barthel-Index

Mit dem Barthel-Index können Defizite von Betroffenen erfasst und Rehabilitationsziele beschrieben werden.

	mit Hilfe	**selbstständig**
Essen (Hilfe = z. B. Schneiden von Fleisch, Auftragen von Butter)	5	10
Transfer Bett/Rollstuhl	5–10	15
Gesichts- und Mundpflege, Haare kämmen, rasieren	0	5
Toilettenbenutzung (Umgang mit Kleidung, säubern, spülen)	5	10
Körperpflege (baden, duschen; Waschbecken)	0	5
Gehen auf ebenem Gelände	10	15
Rollstuhl fahren	0	5
Treppen steigen	5	10
Anziehen (inkl. Schuhe)	5	10
Darmkontrolle	5	10
Blasenkontrolle	5	10

Während der Rehabilitation trainieren Therapeuten und Betroffene gemeinsam die Beweglichkeit und Feinmotorik der Gliedmaßen.

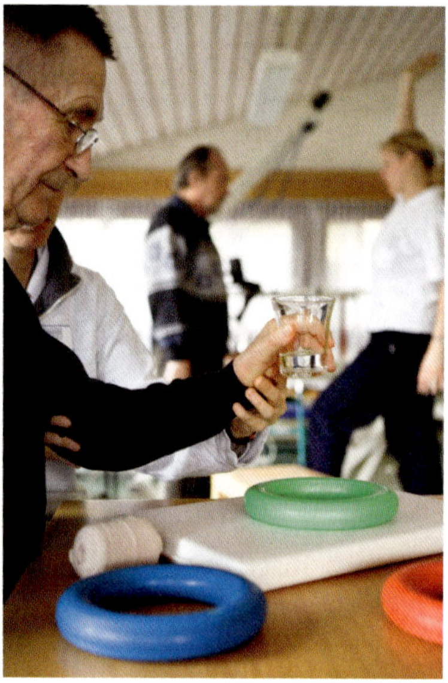

Behandlungsfortschritt in einer vergleichbaren Weise dokumentieren.

Wenn ein Betroffener beispielsweise nur mit Hilfe Essen kann, bekommt er fünf Punkte, wenn er nur mit viel Hilfe vom Bett in den Rollstuhl gelangt, ebenfalls etc. Es müssen immer alle Fähigkeiten vom Essen bis zur Blasenkontrolle untersucht und eingestuft werden.

Bei den meisten Betroffenen und ihren Angehörigen stehen am Anfang einer Rehabilitation oft unerfüllbare und unrealistische Erwartungen. Deshalb ist immer wieder eine genaue Aufklärung und Information über die erreichten und die erreichbaren Fortschritte durch den Arzt erforderlich. Es ist dabei wichtig, dass Sie als Betroffener an der Festlegung der Rehabilitationsziele beteiligt werden. Dabei

Die Familie sollte in das Behandlungsteam mit einbezogen werden, da häufig insbesondere schwere Schlaganfälle entscheidende Auswirkungen auf das Funktionieren der Familie haben.

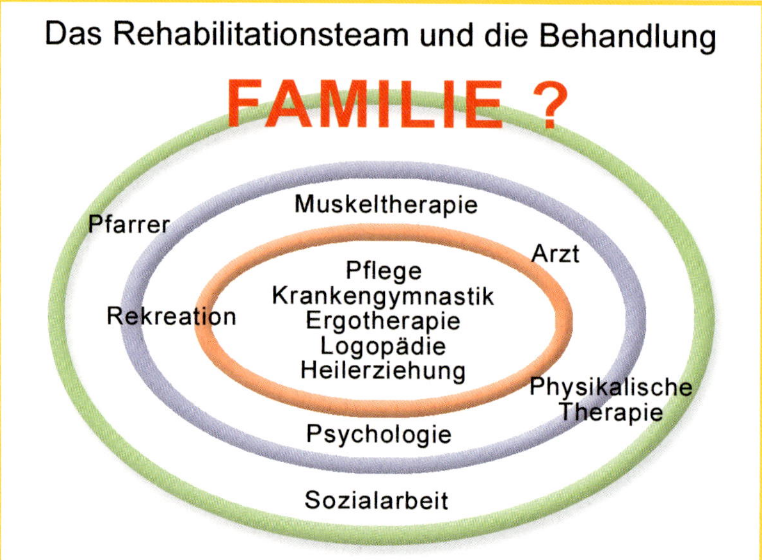

muss es sich um Ziele handeln, die für Sie persönlich wichtig und gleichzeitig mit einer hohen Wahrscheinlichkeit erreichbar sind.

Medizinische und pflegerische Betreuung

Den Ärzten obliegt die medizinische Betreuung sowie die Überwachung und die Behandlung der Risikofaktoren. Die Ärzte sind auch für die medikamentöse antidepressive Therapie zuständig. Ihr Hauptaugenmerk liegt dabei auf dem Erkennen und Behandeln der Komplikationen nach dem Schlaganfall (siehe Seite 94 ff.). Denn trotz intensiver Überwachung und der Einleitung von vorbeugenden Maßnahmen erleiden drei von vier Betroffenen im Verlauf ihrer Behandlung eine Komplikation.

An erster Stelle sollte natürlich ein weiterer Schlaganfall verhindert werden, weshalb eine medikamentöse Therapie so früh wie möglich eingeleitet werden muss. Das Risiko, einen zweiten Schlaganfall zu erleiden, beträgt im ersten Jahr etwa 15 Prozent, wobei das Risiko am höchsten in den Wochen nach dem Auftreten des ersten Schlaganfalls ist. So tritt die Hälfte der erneuten Schlaganfälle in den ersten Tagen nach dem Ereignis auf.

Ebenso wichtig wie die Verhinderung von weiteren Schlaganfällen ist die genaue Kontrolle und Einstellung des Blutdrucks und der Herzfunktion. Zwei bis drei Prozent der Betroffenen erleiden in den ersten Wochen nach dem Schlaganfall einen tödlichen Herzinfarkt.

Die Pflege übernimmt die wichtige Funktion der Verstärkung und der Verstetigung dessen, was der Rehabilitand in den spezifischen Therapien gelernt hat.
Die Schwestern und Pfleger haben im Gegensatz zum Akutkrankenhaus nicht die Aufgabe, möglichst viele Tätigkeiten für den Rehabilitanden zu übernehmen, sondern sie müssen sich zurückhalten und jeden Schritt des Betroffenen nur in dem Maß unterstützen, wie es gerade nötig ist.

In der Rehabilitation gilt für das gesamte medizinische Personal: So viel Hilfe wie nötig, so wenig Hilfe wie möglich!

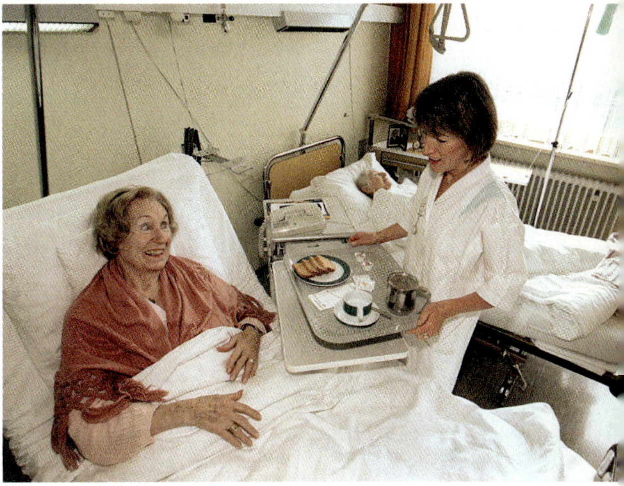

Therapie von Lähmungen

Viele Schlaganfallpatienten haben Lähmungen einer Körperseite, die ganz unterschiedlich ausgeprägt sein können. Folge ist aber immer eine Einschränkung der Fortbewegungsfähigkeit und/oder der Gebrauchsfähigkeit von Hand und/oder Arm. Die Aufgabe der Krankengymnastik ist die Behandlung dieser Ausfälle.
Ziel hierbei sind immer die Anbahnung der Bewegung, die Verbesserung der Koordination, die Kontrolle von Feinbewegungen der Hand, die Gangschulung und die Verbesserung von Kraft und Ausdauer. In vielen Kliniken werden vor allem Aufgaben zur Schulung von Gleichgewicht und Koordination auch von Sporttherapeuten übernommen, die aufgrund ihrer Ausbildung gerade für diese Bereiche geeignet sind.

Krankengymnastik und Sporttherapie

Hauptaufgaben der Krankengymnastik und Sporttherapie sind:

- Mobilitätstraining, insbesondere Gangtraining
- Training der Hand- und Armfunktion
- Hilfsmittelanpassung für den Mobilitätsbereich

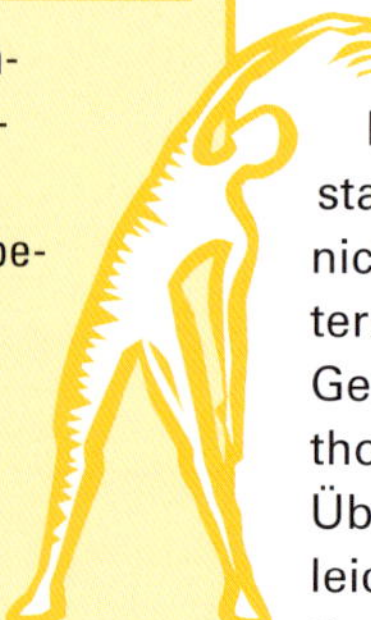

Die Bobath-Therapie ist entstanden aus den Erfahrungen in der Behandlung von Kindern mit Lähmungen.

Wiedererlernen des Gehens
Jeder Mensch mit einem Schlaganfall kann wieder gehen lernen. Er wird allerdings bei einem großen Schlaganfall nie mehr so gehen wie davor! Und es bedarf unter Umständen eines ungeheuren Aufwands, damit er dieses Ziel erreicht.

Hierbei gibt es zwei grundsätzliche Herangehensweisen. Eine Methode versucht die Wiederherstellung eines physiologischen Gangs ohne Hilfsmittel. Die bekannteste und verbreitetste Methode dieser Richtung ist die sogenannte Bobath-Therapie. Bei dieser Therapie wird immer versucht, die gelähmte Seite so oft wie möglich zu fordern und mit in die Bewegungsabläufe einzubeziehen.
Die andere Schule versucht, die Betroffenen so rasch wie möglich mit allen Mitteln zu mobilisieren unter Inkaufnahme von Hilfsmitteln und von einem teilweise unphysiologischen Gangbild. Hierunter wird ein Gang verstanden, bei dem sich die Beine nicht flüssig abwechseln und unterschiedlich belastet werden.
Gemeinsames Prinzip dieser Methoden ist die Wiederholung einer Übung, wobei die Übung umso leichter vom Betroffenen akzeptiert wird, je klarer die Bedeutung der Übung für die Verrichtung von

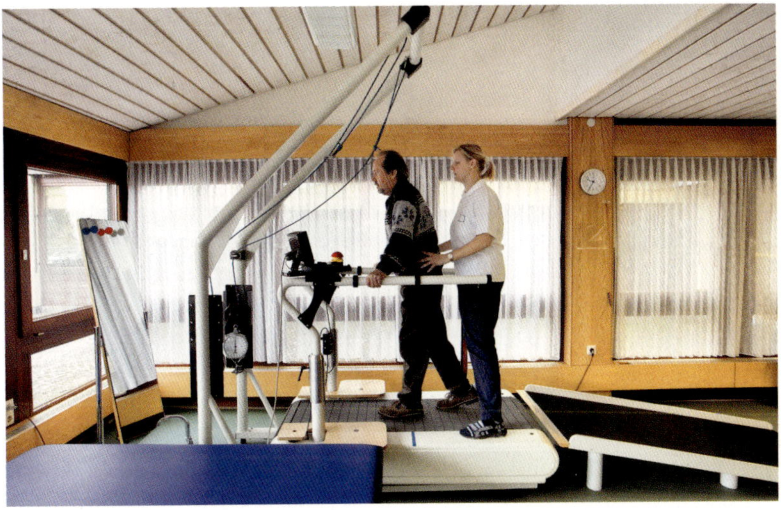

Auf dem Laufband können Betroffene mithilfe von Therapeuten das Gehen trainieren und Wiedererlernen.

Alltagsaufgaben ist. Mit anderen Worten: Ein Betroffener wird eher motiviert, wieder gehen lernen zu wollen, wenn er z. B. mit seinem Enkel ein kleines Stück spaziert, als wenn er nur im Therapieraum hin- und hergehen soll.

Heutzutage stehen zum Wiedererlernen des Gehens auch technische Therapiemittel zur Verfügung, die allen anderen Verfahren gegenüber Vorteile bieten. So gestattet beispielsweise das Laufbandtraining unter Gewichtsentlastung eine frühere Mobilisation, ein intensiveres Üben und einen schnelleren Erfolg. Wichtig ist hierbei die möglichst häufige Anwendung.

Training von Funktionen des Arms und der Hand

Neben dem Wiedergewinnen der Mobilität der Beine tritt die Wiedererlangung der Arm- und Handfunktion. Auch hier sind neue Therapieverfahren in den letzten Jahren entwickelt worden, die durch intensivstes Üben Erfolge zeitigen.

Untersuchungen haben gezeigt, dass Menschen mit Schlaganfällen dazu tendieren, ihre gelähmte Hand überhaupt nicht mehr einzusetzen. Dadurch verkümmern für die Handbewegungen benötigte Gehirnteile und die Bewegungsausführung wird schlechter, als die durch den Nervenzelluntergang im Gehirn bedingte Störung bewirken würde.

Dieser „erlernte Nichtgebrauch" soll durch den „erzwungenen Gebrauch" des geschädigten Körperteils wieder rückgängig gemacht werden. Erreicht wird dies, indem Betroffene eine Vorrichtung tragen, die den Einsatz des

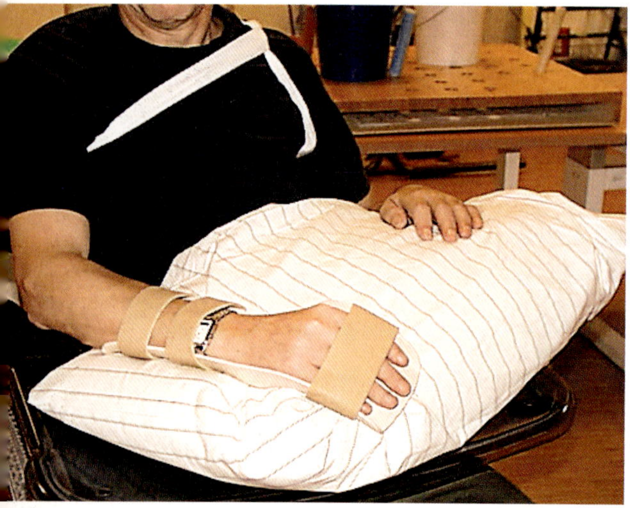

Um Menschen mit Lähmungen an Arm oder Hand dazu zu bringen, diese so häufig wie möglich zu benutzen, werden die gesunden Gliedmaßen mit Vorrichtungen festgeschnallt. So wird der Betroffene dazu gezwungen, den geschädigten Körperteil einzusetzen.

gesunden Körperteils verhindert. Diese Therapie (Constraint Induced Movement-Therapie oder Bewegungsinduktionstherapie nach Taub) setzt ein sehr hohes Maß an Einsichtsfähigkeit bei den Betroffenen voraus und verlangt eine hohe Disziplin, da nur regelmäßiges Üben und häufige Wiederholungen zum Erfolg führen. Geeignet ist sie für Menschen, die keine vollständige Lähmung der Hand oder des Arms haben.

Ein weiteres modernes Verfahren in der Behandlung der gelähmten Hand ist die sogenannte Elektromyogramm-getriggerte Muskelstimulation. Durch aufgeklebte Elektroden werden die Nervenimpulse zu den Muskeln aufgenommen, mittels eines elektronischen Geräts verstärkt und über dieselben Elektroden zum Muskel zurückgeleitet, wo sie zu einer sichtbaren Bewegung führen.

Dieses Verfahren hat den Vorzug, dass Betroffene nach einer Schulung die Muskelstimulation selbst durchführen können, was die Häufigkeit von bestimmten Übungen erhöht.

Hilfsmittelanpassung

Zu den Aufgaben der Krankengymnastik gehört auch die Anpassung von Hilfsmitteln für die Mobilität. Wenn darüber entschieden ist, ob der Rehabilitand zu Hause leben kann, ist es unter

Hilfsmittel

Für die Hilfsmittelanpassung in allen Bereichen gelten grundsätzlich folgende Regeln:

- Es sollen nur Hilfsmittel eingesetzt werden, die unbedingt erforderlich sind.
- Die Hilfsmittel sollen nur dann eingesetzt werden, wenn der Betroffene sie auch benutzen kann und die Benutzung erprobt hat.
- Die Erprobung sollte idealerweise anlässlich einer therapeutischen Beurlaubung zu Hause erfolgen.
- Die Angehörigen sollten dabei eingewiesen sein.

Umständen erforderlich, durch einen Hausbesuch Klarheit über dort notwendige Hilfsmittel zu gewinnen. Oft reichen einfache Ergänzungen aus, um den Betroffenen das Leben im Haushalt einfacher zu gestalten (siehe Seite 126 ff.). Hierzu gehören z. B.:

- Rollstühle
- Sprunggelenks- und Knieorthesen (Bandage oder Schiene)
- Schulterorthesen
- mehrgelenkige Beinorthesen
- Gehstützen: Vierpunktstütze, Handstock, Rollator
- Fußsohlenerhöhung
- Transporthilfsmittel: Treppenlifter, Rampen, Treppenrollstühle
- Hilfsmittel im Bad und im Haushalt: Toilettensitzerhöhung, Halter, Antirutschmatten, Griffverdickungen, Frühstücksbretter mit Halterung, Antirutschfolie, Strumpfanzieher, Greifzangen, elektronische Umweltkontrollsysteme

Bei manchen Rehabilitanden ist es als Ergänzung zum Gangtraining sinnvoll, eine Therapie im Wasser durchzuführen. Natürlich kann ein Betroffener auch wieder schwimmen lernen.

Training von Alltagsfunktionen

Die Ergotherapie (griechisch ergon = Tätigkeit, Beschäftigung) widmet sich (in manchen Einrichtungen zusammen mit der Heilpädagogik) der Wiedererlangung der Selbstständigkeit im Alltag. Hierunter sind sämtliche Funktionen mit Ausnahme der Mobilität zu verstehen, die uns ein unabhängiges Leben ermöglichen.

Dazu gehören also insbesondere die Nahrungsaufnahme, die persönliche Hygiene unter Benutzung von Dusche und Bad und die Ausscheidungsfunktionen. Auf-

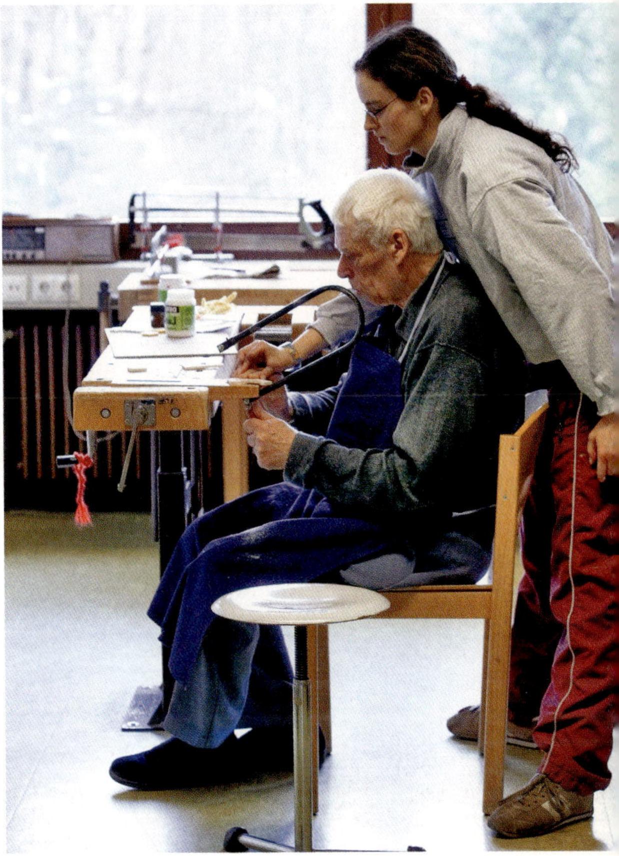

Durch handwerkliche Tätigkeiten werden die Geschicklichkeit und Beweglichkeit der Betroffenen trainiert.

Ergotherapie und Heilpädagogik

Hauptaufgaben für Ergotherapie und Heilpädagogik sind:

- Training von Alltagsfunktionen
- Hilfsmittelanpassung für diesen Bereich

grund dieser Aufgabenstellung arbeiten die Ergotherapeuten und Heilpädagogen sehr eng mit dem Pflegepersonal zusammen.

Zu den Alltagsaufgaben zählen aber auch Aktivitäten wie die Benutzung öffentlicher Einrichtungen, Einkaufen und Kochen und die Bewältigung des Haushalts, die Inanspruchnahme des öffentlichen Nahverkehrs, das Telefonieren, die Nutzung eines Bankautomaten, die selbstständige Medikamenteneinnahme usw. Diese Tätigkeiten werden auch als instrumentelle Aktivitäten des täglichen Lebens (IATL) bezeichnet. Sie werden häufig bei sogenannten Stadttrainings erprobt und eingeübt.

Viele Menschen leiden nach einem Schlaganfall an Sprach- oder Sprechstörungen.

Zu den Aufgaben der Ergotherapie gehört auch die Hilfsmittelerprobung und -anpassung, soweit die angesprochenen Bereiche betroffen sind. In ausgesuchten Fällen kann auch die Anpassung eines elektronischen Umweltkontrollsystems nötig werden. Dies ist der Fall, wenn ein Betroffener durch einen Schlaganfall an beiden Armen und Beinen gelähmt ist und sich nur über Augenbewegungen verständigen kann, die über ein spezielles Gerät aufgegriffen und zu Befehlen an elektronische Geräte umgesetzt werden können.

Sprachtherapie

Die Sprachtherapie wird von einer Vielzahl von therapeutischen Disziplinen durchgeführt. Zu ihnen zählen neben den Logopäden auch Patholinguisten, klinische Linguisten, Sprachheilpädagogen und Sprechwissenschaftler.

Diese Therapeuten befassen sich mit der Behandlung von allen Störungen der Kommunikation, seien sie hervorgerufen durch eine Sprachstörung (Aphasie) oder eine Sprechstörung (Dysarthrie). Bei den Aphasien (griechisch a = nicht; phanai = sprechen) handelt es sich um Störungen des Verstehens und der Produktion der Sprache. Die Betroffenen haben

Sprachtherapie

Hauptaufgaben der Sprachtherapie sind:

- Behandlung von Aphasien, Dysarthrien und Schluckstörungen
- Hilfsmittelanpassung für diesen Bereich

in der Regel Schwierigkeiten nicht nur bei gesprochener, sondern auch bei geschriebener Sprache. Demgegenüber liegt bei einer Dysarthrie (griechisch dys = schlecht, schwer; arthroun = gliedern, sich artikulieren) nur eine Störung der Koordination der Sprechmuskeln vor.

Die Behandlung von Menschen mit Aphasie richtet sich nach dem Störungsbild. Mit Betroffenen, bei denen hauptsächlich Verständnisstörungen vorliegen, werden z. B. je nach Schweregrad Übungen zum Wortverständnis oder Satzverständnis durchgeführt (z. B. Benennen von Bildern, Buchstabieren, Ergänzen von Lückensätzen). Bei der Sprachtherapie wird immer versucht, die Restfähigkeiten der Betroffenen zu nutzen, wobei diese stets dazu angehalten werden, mit allen Mitteln ihre Wünsche selbst zu äußern.

Auch für diese Aufgabengebiete gilt wie überall in der Rehabilitation, dass eine Behandlung mit häufigen Wiederholungen wichtig ist. Ebenso ist die Einbindung der Angehörigen von großer Bedeutung, da Betroffene diesen gegenüber häufig stärker motiviert sind, Erfolge und Fortschritte zu beweisen.
Häufig sind die Logopäden auch eingebunden in die Anpassung und Erprobung von Kommunikationsgeräten. Eine weitere wichtige Aufgabe ist die Behandlung von Schluckstörungen.

Schluckstörungen werden in aller Regel von Sprachtherapeuten, in manchen Kliniken auch von Ergotherapeuten behandelt.

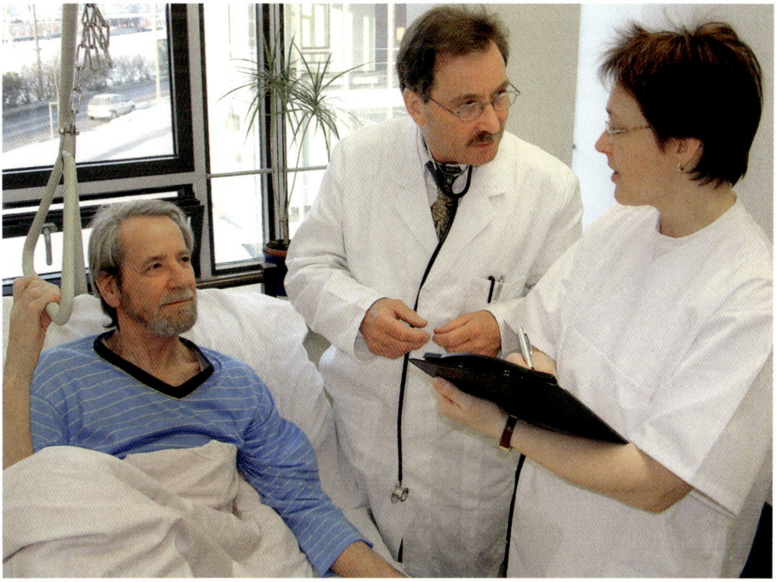

Schlucktherapie

Das Schlucken läuft, sobald die Speise im Mund ist, weitgehend automatisch (reflektorisch) ab und wird durch die Berührung der Speise an der Rachenhinterwand ausgelöst. Beim Schlucken verschließt der Kehlkopfdeckel automatisch die Luftröhre, damit keine Speisen in die Lunge geraten können.

Bei Menschen mit einem Schlaganfall kann dieser Automatismus wegen der Lähmung von Schluckmuskeln oder wegen Störungen des Tastsinns in der Mundhöhle gestört sein. Dadurch können sich die Betroffenen verschlucken.

Ziel der ersten Untersuchung ist deshalb die Feststellung einer möglichen Aspirationsgefahr (lateinisch aspirare = einatmen) und die Feststellung der gestörten Schluckphase. Neben der Beobachtung werden die Beweglichkeit der Zunge und der Mundmuskeln, das Tastgefühl im Mund und die Auslösbarkeit von Reflexen untersucht. Zur Untersuchung gehört außerdem die Beobachtung von Körperhaltung und Atmung beim Schlucken.

Die Therapie erfolgt erst nach ausführlicher Untersuchung des Betroffenen. Sie beinhaltet zunächst eine optimale Positionierung des Betroffenen und die Anpassung der Essgeschwindigkeit an seine Möglichkeiten. Menschen mit Teillähmungen z. B. ermüden leichter in der gelähmten Funktion!

Auch der Rat von Psychologen wird während der Rehabilitation oft herangezogen, insbesondere wenn es um Themen wie Konzentration, Gedächtnis und Lernvermögen geht.

Im engeren Sinn wird die Verbesserung der Reflextätigkeit und die Kräftigung der Schluckmuskeln geübt. Wenn der Schluckvorgang vom Betroffenen kontrolliert werden kann, beginnen die eigentlichen Schluckübungen mit einer angepassten Ernährung. Flüssige Nahrung erfordert von den am Schluckvorgang beteiligten Muskeln größere Anstrengungen, da die Flüssigkeit höhere Anforderungen an die Schnelligkeit der Koordination stellt. Schluckgestörte Betroffene erhalten zu Beginn der Therapie deshalb nicht flüssige, sondern angedickte und pürierte Nahrung.

Psychologische Betreuung

Die Aufgaben der Psychologen umfassen die Untersuchung und Behandlung des Betroffenen in den Bereichen Konzentration und Aufmerksamkeit, Gedächtnis und Lernvermögen sowie Raumauffassung und Planungsfähigkeiten. Die psychologischen Untersuchungen sind u. a. eine wichtige Hilfe bei der Einschätzung der Fähigkeit, Auto zu fahren. Bei allen Hirnschädigungen ist die Fahreignung beeinträchtigt. Diese Einschränkung basiert hauptsächlich auf verminderter Konzentrations- und Aufmerksamkeitsfähigkeit, die aber durch gezieltes Training verbessert werden kön-

nen. Gerade bei jüngeren Betroffenen ist dies sehr wichtig.
Darüber hinaus helfen Psychologen den Betroffenen und Angehörigen bei der Bewältigung der häufig auch als Lebenskrise empfundenen Erkrankung.

Weitere Rehabilitationsmaßnahmen

Orthoptik

Die Orthoptisten sind Krankengymnasten für das Sehen. Klassischerweise finden sie ihren Einsatz in Sehschulen für schielende Kinder. Schlaganfälle können eine Reihe von Störungen der Augenbeweglichkeit, der Koordination der Augen und des Sehens verursachen, die ebenfalls von diesen Spezialisten behandelt werden.

Musiktherapie

Die Musiktherapie kann in der Behandlung von Menschen mit einem Schlaganfall eine wertvolle Ergänzung für die Sprachtherapie und die Krankengymnastik sein.

Rekreationstherapie

Für die Rekreationstherapie gibt es keine anerkannte Ausbildung, sie ist aber wichtiger Bestandteil der Rehabilitationsbehandlung.
In der Rekreationstherapie wird mit den Rehabilitanden an sinnvollen Freizeitperspektiven für die Zeit nach der Entlassung aus dem Krankenhaus gearbeitet.

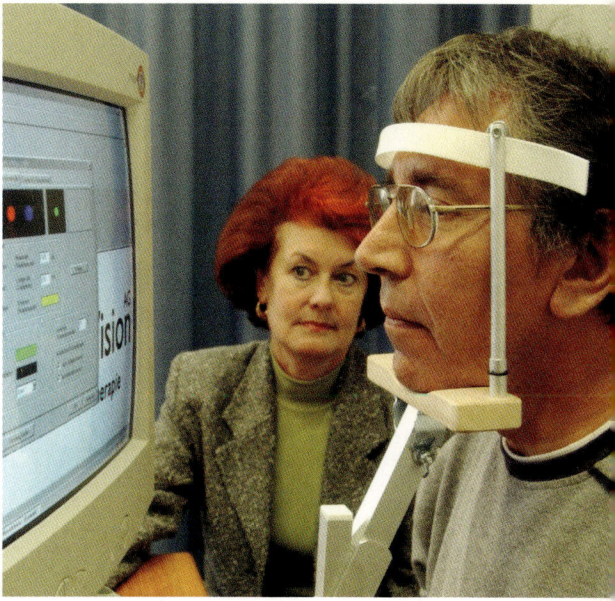

Orthoptiker trainieren mit Schlaganfallpatienten z. B. die Erweiterung des Gesichtsfelds.

Andere Therapieverfahren

Sinnvoll sind alle Therapien, die dem Betroffenen Spaß machen, seine Lebensfreude wecken und seine Teilhabe fördern.
Diese Kriterien werden von einer Vielzahl von Behandlungen erfüllt. Da diese aber in der Regel nicht den Nachweis einer Überlegenheit gegenüber herkömmlichen Verfahren erbringen können, werden deren Kosten von den gesetzlichen Krankenkassen im ambulanten Bereich meist nicht übernommen.
In der Rehabilitationsklinik werden in Abhängigkeit von den dort bestehenden Schwerpunkten gern besondere Therapien angeboten, die für bestimmte Betroffene empfehlenswert sein können.

Alternative Heilverfahren wie Akupunktur oder Homöopathie können bei bestimmten Beschwerden begleitend zu den bereits erwähnten Therapiemaßnahmen angewandt werden.

Sinnvoll sind beispielsweise:

- Gartentherapie (Ergotherapie im Garten)
- Hippotherapie (griechisch hippos = Pferd; Krankengymnastik zu Pferde)
- Wassertherapie (Schwimmen nach der Halliwick-Methode, die die Eigenschaften des Wassers wie Auftrieb, Strömungswiderstand etc. für die Therapie nutzt)

Alle diese Therapien sind im Grunde Abwandlungen der Krankengymnastik bzw. der Ergotherapie.

Die Akupunktur ist kein Verfahren zur Behandlung der Folgen von Schlaganfällen, es sei denn bei Auftreten von Rücken- oder Kopfschmerzen.

Zur Behandlung einer Depression können naturheilkundliche Medikamente anstelle von klassischen Medikamenten eingesetzt werden. Zur Behandlung von Risikofaktoren mittels naturheilkundlicher Präparate liegen bisher keine wissenschaftlichen Studien vor, viele Betroffene berichten jedoch von positiven Erfahrungen.

Ergebnisse der Rehabilitation

Etwa 55 Prozent der Menschen mit einem ersten Schlaganfall erreichen durch die Rehabilitation wieder ihre Unabhängigkeit im Alltag. Das Ergebnis gilt für Betroffene aller Schweregrade, wobei natürlich Menschen mit geringeren Behinderungen dieses Ziel leichter und schneller erreichen. Wer bei Beginn der Behandlung einen erhöhten Barthel-Index aufweist, ein Maß für die Behinderung im Alltagsleben (siehe Seite 113), wird einen rascheren Fortschritt in der Rehabilitation machen. Der Rehabilitationserfolg hängt dabei sowohl von persönlichen als auch von äußeren (z. B. sozialen) Faktoren ab.

Persönliche Faktoren sind z. B. die individuelle Fähigkeit, mit Lebensschwierigkeiten umzugehen und diese zu bewältigen, die körperliche Belastbarkeit und die Art, wie der Betroffene gelernt hat, zu lernen.

Umweltfaktoren sind das soziale Umfeld, d. h. die von Angehörigen und Freunden gewährte soziale Unterstützung, die sich in vielfältiger Weise zeigen kann, z. B. Aufnahme zu Wochenendbeurlaubungen, Besuche im Krankenhaus, Hilfe bei alltäglichen Arbeiten etc. Äußere Einflüsse, die bei der Rehabilitation eine Rolle spielen, können sich aber auch auf die materielle Umwelt beziehen, z. B. das Wohnumfeld (eigenes Haus, Mietwohnung, zu ebener Erde oder mit Fahrstuhl erreichbar usw.) oder Berufstätigkeit, und auf andere Erleichterungen, die den Betroffenen die Teilhabe am öffentlichen und privaten Leben erleichtern.

Einschränkungen im Alltag

Die Mehrzahl der Menschen mit einem Schlaganfall kommt nach der Entlassung aus der Rehabilitationsklinik wieder nach Hause und kann dort auch mit in der Regel nur kleineren Anpassungen relativ selbstständig leben.

Bei etwa 40 Prozent der Betroffenen bleiben keine oder nur minimale Behinderungen zurück, die das alltägliche Leben beeinflussen. Manche Menschen, die einen Schlaganfall hatten, leiden aber für den Rest ihres Lebens an einer oder mehreren Funktionsstörungen, die ihre Lebensqualität wesentlich einschränken können. Auch wenn Tätigkeiten zum Ausgleich von Funktionsstörungen oft vom Ehepartner oder von Verwandten übernommen werden, sollte dies nicht die Regel werden. Vielmehr sollte es das Ziel sein, dass auch Schlaganfallbetroffene ihr Leben möglichst selbstständig und selbstbestimmt führen können.

Aktivitäten des täglichen Lebens

Die Aktivitäten des täglichen Lebens werden durch Lähmungen, die 70 Prozent der Funktionsstörungen nach einem Schlaganfall ausmachen, stark beeinträchtigt. Neben der Fortbewegung sind dies vor allem alle Lagewechsel von Stuhl, Sessel oder Bett in den Stand oder in den Rollstuhl, in die Badewanne oder Dusche oder auf die Toilette.

Alle beidhändigen Tätigkeiten müssen bei einer hochgradigen Lähmung unter Zuhilfenahme von Hilfsmitteln übernommen werden. Durch ein intensives Training der nicht gelähmten Hand können diese Abläufe nach einiger Zeit möglicherweise auch einhändig ausgeführt werden. Allerdings erfordert dies viel Geduld und Übung.

Damit Betroffene wieder so normal wie möglich leben können, ist es das Ziel der Therapie, die Menschen neben den grundlegenden Tätigkeiten auch zur Erledigung weiterer Aufgaben zu befähigen. So sollte man im täglichen Leben einkaufen, kochen und den Haushalt bewältigen (putzen, Wäsche waschen) sowie die verschriebenen Medikamente regelmäßig und in richtiger Dosierung einnehmen können. Wichtig ist des Weiteren die Fähigkeit, zu telefonieren, öffentliche Transportmittel zu benutzen und Geld am Automaten abzuheben.

Eine Zusammenfassung der Funktionsstörungen, die fünf Monate nach einem Schlaganfall am häufigsten auftreten, werden in der

Ziel der Rehabilitation ist es, dass Betroffene nach einem Schlaganfall alle Aktivitäten des täglichen Lebens so weit wie möglich eigenständig bewältigen können.

Erkundigen Sie sich rechtzeitig vor der Entlassung aus der Klinik bei dem Sozialdienst oder Ihrer Krankenkasse, welche Änderungen Sie im Wohnumfeld vornehmen müssen.

folgenden Tabelle aufgeführt. Die Häufigkeit von Störungen ändert sich dabei im Verlauf des Schlaganfalls. Die angegebenen Zahlen repräsentieren die Ausfälle, die in der chronischen Phase (also nach fünf Monaten) anzutreffen sind.

Wohnungseinrichtung

Um eine möglichst weitgehende Unabhängigkeit in der Fortbewegung und allen anderen Bereichen des täglichen Lebens zu erreichen, muss in manchen Fällen eine Anpassung des Wohnraums vorgenommen werden.

So sollten die täglich benötigten Gegenstände möglichst immer in Reichweite sein und nicht auf unerreichbaren Regalen oder in hohen Schränken liegen. Bei Menschen mit Halbseitenlähmung ist es allerdings wichtig, dass sich der Großteil dieser Gegenstände (ob nun Fernbedienung, Buch oder Wasserglas) auf der gelähmten Seite befindet, damit ein Anreiz entsteht, diese Seite zu benutzen und zu fordern.

Ist der Betroffene auf einen Rollstuhl angewiesen, sollte genügend Platz zum Manövrieren sein, evtl. müssen Möbel umgestellt oder entfernt werden.

Menschen mit einem Schlaganfall sind sturzgefährdet. Ideal ist für sie deshalb ein ebener, nicht zu glatter Boden ohne Türschwellen. Auch Teppiche sowie Telefonkabel sollten entfernt bzw. sicher befestigt werden.

Die Umbaumaßnahmen sind in der Regel nicht im Katalog der gesetzlichen Krankenkassen enthal-

Häufige Funktionsstörungen fünf Monate nach dem Schlaganfall	**in Prozent**
Lähmungen von Arm und/oder Bein	70
Sprachstörungen	30
Einschränkungen der Aktivitäten des täglichen Lebens	60
Halbseitenblindheit	15
Sprechstörungen	ca. 20
Schluckstörungen	20
Störung von Koordination und Gleichgewicht	50
Störung des Antriebs	15
Neglect (Störung der Aufmerksamkeit für eine Raumhälfte)	25
Störung der Blasenfunktion	10–70
Störung der Darmfunktion	15–30
Störung der Sexualfunktion	25–60
Gedächtnisstörungen	ca. 20
Depressionen	30

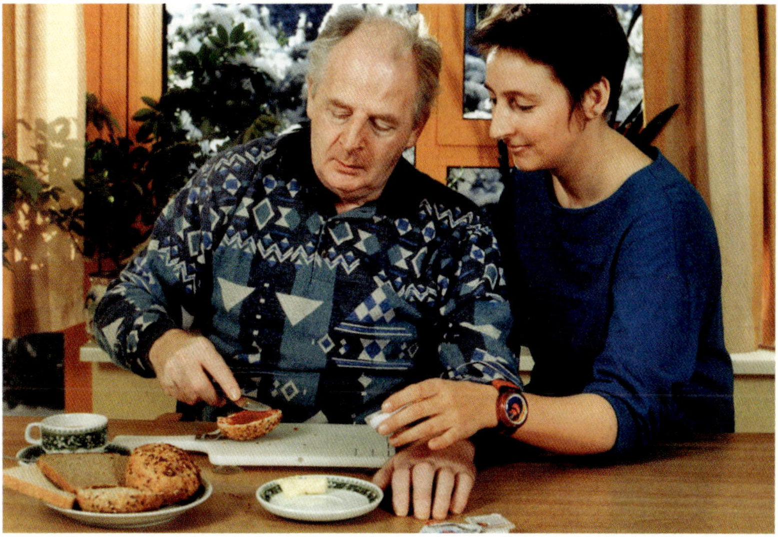

Ergotherapeuten helfen Betroffenen, alltägliche Tätigkeiten zu üben und wiederzuerlernen.

ten, sondern werden zu einem bestimmten Betrag von der Pflegekasse übernommen (siehe Seite 136 ff.).

Für das Badezimmer sind eine Toilettensitzerhöhung und Haltegriffe an der Wand hilfreich. Auch Einstiegshilfen in die Badewanne bis zum Badewannenlifter erleichtern das tägliche Leben. Die erhöhte Rutschgefahr wird durch eine Anti-Rutsch-Matte reduziert. Menschen mit Gleichgewichtsstörungen sollten immer nur im Sitzen baden, hierfür bietet sich ein einhängbarer Badewannensitz an.

Um das tägliche Leben zu erleichtern, gibt es zahlreiche Hilfsmittel (siehe Übersicht Seite 128). Es gibt z. B. für Menschen mit halbseitigen Lähmungen Knöpf- und Reißverschlusshilfen, rutschfeste Schneidebretter mit Befestigung und Klemmvorrichtung für Nahrungsmittel, die mit nur einer Hand benutzt werden können, Besteck mit Griffverdickung oder Handschlinge bei Bewegungsstörungen, Anti-Rutsch-Folien für den gelähmten Arm auf dem Tisch, Bürsten mit extralangem Griff etc.

Fortbewegung

Die, nicht nur zahlenmäßig, wichtigste Behinderung nach einem Schlaganfall ergibt sich aus den vorhandenen Lähmungen. Gehen, Treppensteigen, Fortbewegung in der Wohnung, das Steigen auf Leitern, die sportliche Bewegung, das Einsteigen in öffentliche Verkehrsmittel oder in den eigenen Pkw werden erschwert, selbst dann, wenn die Lähmung den Betroffenen nicht in den Rollstuhl zwingt.

Im Sanitärhandel gibt es Behindertentoiletten und Hilfsmittel für den Badbereich.

Es gibt zahlreiche Hilfsmittel für die verschiedenen Lebensbereiche, die das Leben mit einer Behinderung erleichtern.

Hilfsmittel für den Alltag

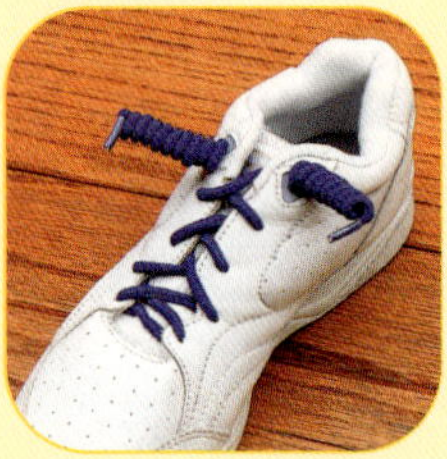

Schnürsenkel, die nicht gebunden werden müssen

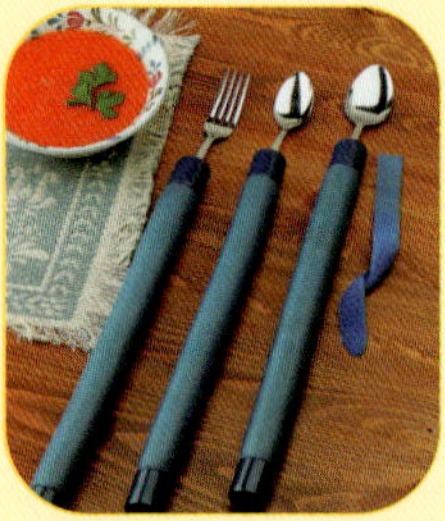

Besteck mit flexiblem Griff

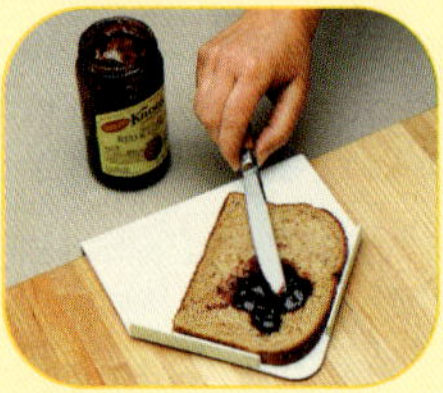

Frühstücksbrett für Einhänder

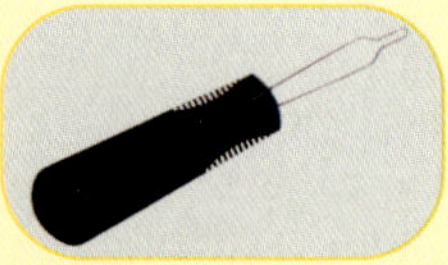

Knöpfhilfe mit Griffverdickung

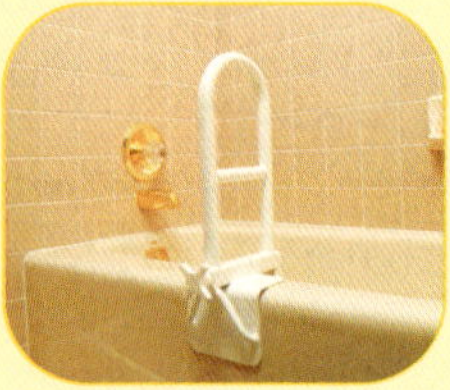

Einstiegshilfe

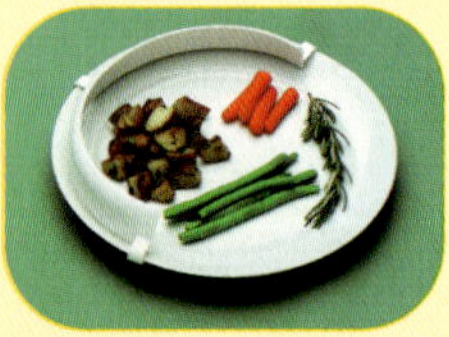

Teller mit erhöhtem Rand

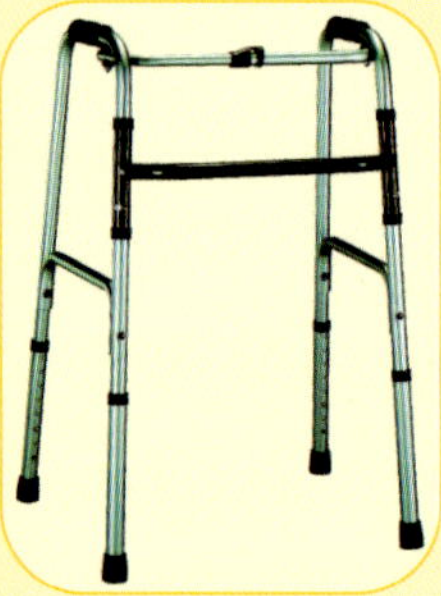

Gehbock

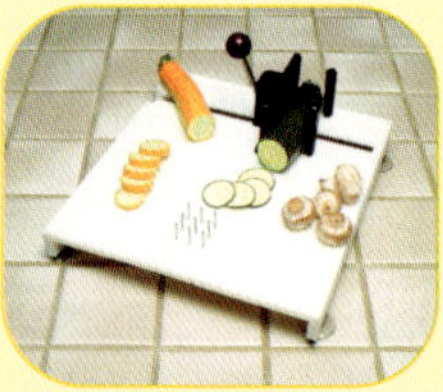

Schneidebrett mit Fixierungsmöglichkeit

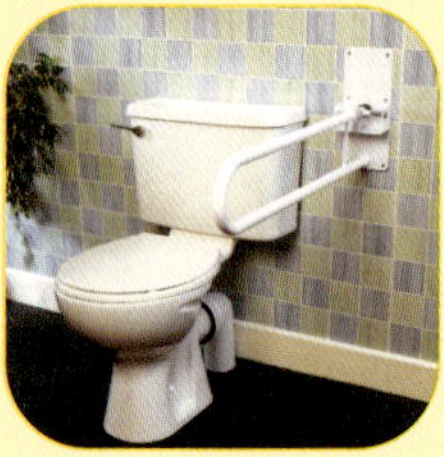

Toilettengriff

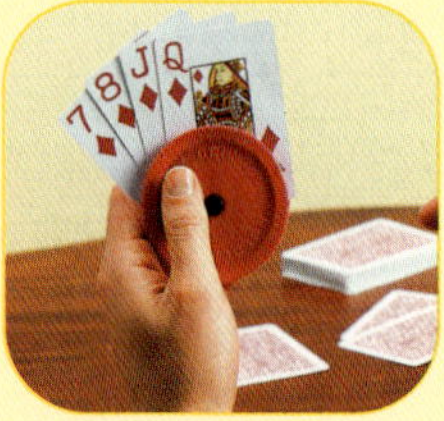

Kartenhalter

Häufig werden Hilfsmittel wie die Unterarmgehstütze, Orthesen für das Sprunggelenk oder Schuhsohlenanpassungen benötigt.
Eine Orthese verhindert bei einer Lähmung der fußhebenden Muskulatur das Schleifen der Fußballen auf dem Boden. Eine Kniegelenksorthese kann erforderlich werden, wenn das gelähmte Bein nach hinten durchschlägt.
Bei manchen Betroffenen ist für längere Strecken der Rollstuhl erforderlich oder ein Rollator bzw. Vierpunktstock (Gehstock), insbesondere dann, wenn zu den Lähmungen noch Gleichgewichtsprobleme hinzukommen.
Treppen können mit den entsprechenden Hilfsmitteln selbstständig oder mit einer Hilfsperson bewältigt werden.

Schlaganfall-Patienten-Pass

Dieser Pass soll zur Sicherheit der Betroffenen beitragen und ihnen Ängste und Sorgen vor einer falschen Behandlung nach einem weiteren Schlaganfall nehmen. Neben den persönlichen Angaben (Name, Anschrift, Krankenversicherung, Vorsorgevollmacht) sind in diesem Dokument auch alle für die medizinische Versorgung relevanten Daten des Betroffenen enthalten (Krankheitsgeschichte, Medikation).

Lagerung von gelähmten Menschen

Bei Menschen mit Lähmungen ist es wichtig, vor allem in der Nacht für eine Lagerung zu sorgen, die verhindert, dass der gelähmte Arm oder das gelähmte Bein zusätzlich geschädigt wird. Diese Schädigungen entstehen durch Verkürzungen der Muskulatur bei falscher Lagerung oder das Verdrehen eines Gelenks während des Schlafs.
Zudem soll eine Reduzierung der Muskelspannung auf der betroffenen Seite bewirkt werden, um das Wiedererlernen von Bewegungen zu erleichtern. Dazu ist eine regelmäßige Umlagerung von der betroffenen auf die nicht betroffene Seite wichtig, auch auf den Rücken und, soweit vom Betroffenen toleriert und falls erforderlich, auf den Bauch.
Angehörige können in Kursen Kenntnisse im Umgang mit diesen Problemen erwerben. Sinnvoll ist es auch, dass Betroffene vor der endgültigen Entlassung aus der Rehabilitationsklinik zeitweise zu Hause „Urlaub machen“, damit sie gemeinsam mit den Angehörigen Erfahrungen im Alltag sammeln können. Dazu gehört nicht nur die Fortbewegung in der eigenen Wohnung, sondern beispielsweise auch das Ein- und Aussteigen aus dem Pkw, die Benutzung der Toilette usw.
Das Sitzen für rollstuhlabhängige Menschen kann zur Qual werden, wenn der Rollstuhl nicht die rich-

Bei Menschen mit Lähmungen müssen die Angehörigen oder ambulante Pfleger immer wieder dafür sorgen, dass die Betroffenen umgelagert werden.

tige Größe und Einstellung hat. Deshalb muss vor der Entlassung der Rollstuhl sowohl den Körpermaßen des Betroffenen als auch seinen speziellen Bedürfnissen angepasst werden. Zu beachten ist, dass die Füße den Boden berühren, wenn der Betroffene mit dem Gesäß die Rückenlehne berührt.
Bei vollständiger Lähmung eines Beins oder des Arms muss eine unterstützende Lagerung erfolgen. Für das Bein sind einseitige Fußstützen erforderlich, für den Arm ein Rollstuhltisch mit Anti-Rutsch-Unterlage.
Bei Menschen mit Wahrnehmungsstörungen muss der Rollstuhl unbedingt einen Griffschutz haben, damit die gelähmte Hand nicht in die Speichen greifen oder fallen kann.

Fahreignung

Wer an den Folgen eines Schlaganfalls leidet, ist bei Vorliegen relevanter neurologischer und/oder neuropsychologischer Ausfälle (z. B. Lähmungen oder Gesichtsfeldausfälle) nicht in der Lage, den gestellten Anforderungen zum Führen von Kraftfahrzeugen gerecht zu werden. Wenn die genannten Ausfälle vorliegen, sollte die Beurteilung frühestens nach Abschluss einer Rehabilitationsmaßnahme erfolgen.
Betroffene mit einer Sprachstörung sind nicht automatisch vom Autofahren ausgeschlossen. Dies trifft nur dann zu, wenn sie die Verkehrszeichen nicht mehr verstehen können oder zusätzliche neuropsychologische oder andere Störungen vorliegen, die eine Fahreignung ausschließen.

Bei Vorliegen erheblicher Einschränkungen kann ein verkehrsmedizinisches Gutachten erforderlich werden, das in der Regel eine psychologische Leistungsbeurteilung beinhaltet. In dieser werden Funktionen wie Aufmerksamkeit, Konzentration und Auffassungsvermögen sowie Reaktionsgeschwindigkeit geprüft.
Zu bedenken ist grundsätzlich immer, dass der Kraftfahrer selbst verantwortlich ist für die Überprüfung seiner Fahrtauglichkeit und auch die Verantwortung für Fehleinschätzungen trägt.

Nach einem Schlaganfall sollten Betroffene eine medizinische Beurteilung einholen, bevor sie wieder mit dem Autofahren beginnen.

Führerscheinstellen

Zuständig für Fragen der Fahrerlaubnis sind die Führerscheinstellen. Dort kann in der Regel auch eine Liste der für medizinische Beurteilungen qualifizierten Ärzte und medizinisch-psychologischen Untersuchungsstellen erfragt werden. Diese Auskünfte erteilen auch die Landesärztekammern und für Mitglieder die Rechtsabteilungen der Automobilclubs.

All diese Funktionen können in der Rehabilitation geübt werden und bessern sich oft von selbst.

Reisen nach einem Schlaganfall

Prinzipiell können auch Menschen, die einen Schlaganfall erlitten haben, fast jede Reise unternehmen, natürlich nicht in der akuten Phase. Zu bedenken sind allerdings mehrere Faktoren.

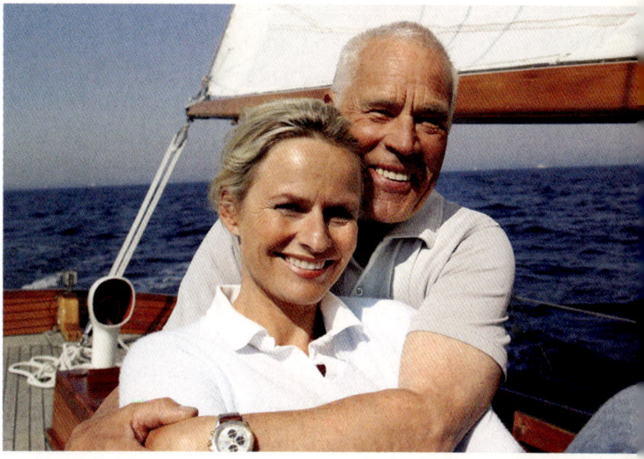

Auch Menschen, die einen Schlaganfall hatten, können ihren Urlaub genießen.

Verkehrsmittel

Bei bestehender Behinderung sollte immer behindertengerecht gereist werden. Viele Reiseveranstalter bieten entsprechende Programme an. Im Hinblick auf Behinderungen des Bewegungsapparats sollte insbesondere das Transportmittel genau bedacht werden. Während Bahn und auch Linienfluggesellschaften auf Rollstuhlfahrer eingestellt sind, empfiehlt sich bei exotischeren Zielen immer eine Anfrage hinsichtlich der Möglichkeiten des Rollstuhltransfers am Zielort. Wenn eine Armlähmung besteht, sollte in der Bahn ein Sitzplatz mit einem Tisch reserviert werden, um den Arm ablegen zu können. Wegen der längeren Einsteigezeiten muss auf frühes Erscheinen am Bahnsteig geachtet werden. Wird Hilfe beim Einstieg durch das Bahnhofspersonal benötigt, sollte dies vorab bestellt werden.

Bei längerem Sitzen besteht bei allen Betroffenen eine erhöhte Gefahr der Beinvenenthrombose. Wenn nicht schon eine medikamentöse Blutverdünnung durchgeführt wird, sollte mit dem Arzt besprochen werden, ob eine einmalige Gabe eines Heparins an den Reisetagen zur Vorbeugung einer Thrombose infrage kommt. Voraussetzung ist allerdings, dass die Spritze vom Betroffenen oder seiner Begleitung gegeben werden kann. Immer ist auch auf ausreichende Flüssigkeitszufuhr und regelmäßige Bewegung zu achten. Letzteres geschieht am besten durch mehrmaliges Aufrichten pro Stunde.

Wegen der leichteren Ermüdbarkeit der meisten Betroffenen müssen auch bei langen Autofahrten ausreichend Pausen eingeplant werden. Dies gilt umso mehr, wenn der Schlaganfallbetroffene selbst fährt.

Auch Menschen, die einen Schlaganfall erlitten haben, können in den Urlaub fahren, allerdings sollte man sich vorher gut überlegen, welches Reiseziel sich am besten eignet (medizinische Versorgung, Klima, Transportmittel).

Reiseziel

Von dem Aufenthalt in extremen Höhenlagen über 2.500 Meter ist wegen der erhöhten Belastung des Herz-Kreislauf-Systems abzuraten. Insbesondere bei Menschen mit Bluthochdruck sollte immer die Möglichkeit der selbstständigen Blutdruckmessung bestehen. Zu vermeiden sind auch Länder mit extremer Hitze wegen der Gefahr der Austrocknung.
Bei tropischen Ländern besteht auch ein erhöhtes Risiko für Durchfallerkrankungen! Durchfälle verändern die Aufnahme von Wirkstoffen aus dem Magen-Darm-Trakt und führen zu Wasserverlust, der eine Gefahr für das Entstehen von Thrombosen ist. Mit dem Hausarzt sollte diese Situation durchgesprochen und ggf. vorbeugend ein Medikament gegen Durchfall verordnet werden, das bei Bedarf einzunehmen ist.
Schon vor Reiseantritt sollte man in Erfahrung bringen, ob ein Arzt in der Nähe des Hotels – im Ausland mit deutschen Sprachkenntnissen – verfügbar ist. Vielleicht lässt sich auch das Angenehme mit dem Nützlichen verbinden, wenn sich am Urlaubsort eine Rehaklinik befindet und hier Therapien durchgeführt werden. Sinnvoll ist eine vorherige Anfrage zur Kostenübernahme bei der zuständigen Kasse.

Impfungen

Untersuchungen an größeren Gruppen von Schlaganfallbetroffenen haben gezeigt, dass bei denjenigen, die sich vor dem Schlaganfall einer Grippeimpfung unterzogen hatten, ein geringeres Risiko für einen Schlaganfall bestand als bei Nichtgeimpften. Dies hängt mit den bereits angesprochenen fördernden Eigenschaften von Entzündungen bei der Entstehung der Arteriosklerose zusammen.

Impfungen gegen Grippe, Tetanus (Wundstarrkrampf) und Pneumokokken stellen kein erhöhtes Risiko bei Menschen mit Schlaganfall dar. Lediglich für die Windpockenimpfung im Kindesalter liegen Hinweise auf ein erhöhtes Risiko für Schlaganfälle vor, sodass bei Lebendimpfungen immer mit dem Hausarzt eine individuelle Risiko-Nutzen-Abwägung zu treffen ist. Schlaganfälle bei Kindern sind jedoch äußerst selten und sollten keineswegs Grund für die Ablehnung der Impfung sein.

Folgen für die Angehörigen

Die Folgen eines Schlaganfalls spüren nicht nur die Betroffenen, sondern auch ihre Angehörigen. Sie müssen sich mit einer veränderten Lebenssituation auseinandersetzen und oft neue Rollen übernehmen. Die Lebensqualität der Angehörigen kann also unter den erhöhten Anforderungen der

Betreuung der Betroffenen leiden. Bei Menschen mit Schlaganfall, die noch im Erwerbsleben standen, verschlechtert sich außerdem die Einkommenssituation, was sich ebenfalls auf die Angehörigen auswirkt.

Viele Angehörige sind durch Pflege und häusliche Versorgung des kranken Familienmitglieds psychisch und körperlich stark gefordert und z. T. auch überfordert. Nicht selten kommt es deshalb in diesen Familien aufgrund der großen Belastung für die Partnerschaft zu Trennung oder Scheidung. Ebenso reduzieren sich bei manchen Betroffenen die sozialen Kontakte, da sie aufgrund ihrer Behinderung an vielen Tätigkeiten nicht mehr teilnehmen können oder Stimmungsschwankungen unterliegen, was sich wiederum

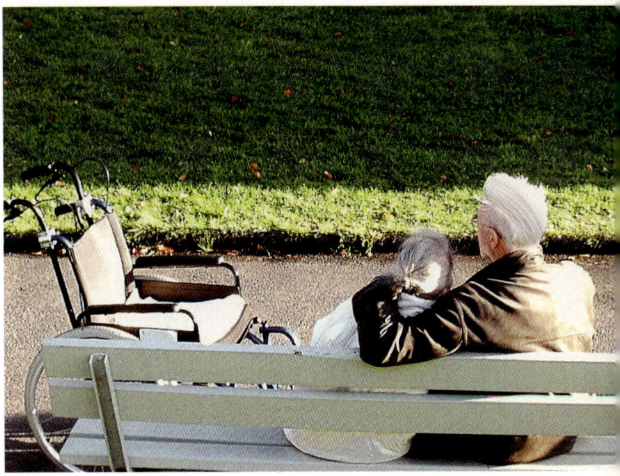

auf die Beziehungen der Angehörigen zur Umwelt auswirkt.

In der Frühphase nach einem Schlaganfall belastet besonders die Angst der Betroffenen die Pflegenden. Diese Angst kann durch geeignete Schulungsprogramme (organisiert von Rehabilitationskliniken oder Krankenkassen) abgebaut werden, in denen man Informationen über das Krankheitsbild Schlaganfall und dessen Folgen erhält und einfache Techniken für die Betreuung von Betroffenen erlernt. Oft können Angehörige auch in den Kliniken bei Therapien dabei sein.

Eine große Hilfe für die Angehörigen bei der Bewältigung dieser Aufgaben können Selbsthilfegruppen sein. Auch die enge Einbindung anderer Familienmitglieder kann zur Entlastung des am meisten von der Krankheit des An-

Ambulante Hilfe

Es gibt zahlreiche Dienste, die Menschen mit einem Schlaganfall und ihre Angehörigen zu Hause unterstützen. Ob es um die Körperpflege des Betroffenen, die medizinische Behandlung, die Versorgung mit Lebensmitteln, die Reinigung der Wohnung, Fahrdienste oder allgemeine Beratung und Unterstützung der Angehörigen geht – für alle diese Fälle gibt es Einrichtungen, die diese Dienste zur Verfügung stellen.

Wichtig ist es für den Pflegenden, dass eigene Freizeitaktivitäten beibehalten werden und man sich auch öfters „Pausen von der Pflege" verschafft.

Denken Sie daran: Unterstützung zu suchen ist legitim.

gehörigen Betroffenen beitragen. Wenn möglich sollte ein Netz von „Unterstützern" geknüpft werden.

Selbsthilfegruppen

Selbsthilfegruppen sind ein wesentliches Glied in der nachklinischen Betreuung von Menschen mit Schlaganfall. Sie bedeuten einen Schritt in die Normalität und die Akzeptanz des Schlaganfalls. Dies gilt sowohl für die Betroffenen wie für die Angehörigen. Leider wird bei Beginn der Erkrankung oft kein Kontakt zur Selbsthilfegruppe gesucht, weil bei Betroffenen und Angehörigen die Hoffnung besteht, dass der Schlaganfall ohne Folgen bleibt.
Es gibt in Deutschland allein für den Schlaganfall über 400 Selbsthilfegruppen, die mit der Deutschen Schlaganfallhilfe zusammenarbeiten. Aphasiker treffen sich darüber hinaus in noch einmal über 100 Gruppen.

Adressen vieler Selbsthilfegruppen in Deutschland finden Sie unter www.schlaganfall-hilfe.de. Sie können diese auch per Post bei der Deutschen Schlaganfallhilfe anfordern (Adresse siehe Seite 139).

Bei den Selbsthilfegruppen geht es in erster Linie um die emotionale Unterstützung. Dies gelingt in vielen Fällen Betroffenen leichter, da sie dieselbe Sprache sprechen und dieselben Probleme haben. Es kann somit leicht ein Klima des Verständnisses entstehen. Die Freizeitgestaltung ist ebenfalls ein wichtiger Bestandteil der meisten Gruppen.
Neben emotionaler und sozialer Unterstützung erhält man in Selbsthilfegruppen auch viele Informationen. Durch die unterschiedlichsten Fragen, die oft nur durch eigene Recherchen zu klären sind, erhalten die Teilnehmer einer Selbsthilfegruppe eine hohe Kompetenz. So sind in Selbsthilfegruppen aber kaum noch absolute medizinische Laien zu finden.

Die Gruppen werden meist nicht von professionellen Helfern geleitet, arbeiten aber oft eng mit Kliniken zusammen und erhalten von dort Hilfe. Das Maß der Unabhängigkeit von institutionellen Helfern ist auch ein Maß für die „Reife" einer Gruppe. Professionelle Hilfe bei der Gruppenleitung wird meist nur in der Aufbauphase benötigt. Die Selbsthilfegruppen sind in ihrer Zusammensetzung sehr gemischt und entwickeln ihren eigenen „Stil". Für junge Schlaganfallbetroffene gibt

Rolle der Selbsthilfegruppen

- Selbsthilfegruppen fördern die Kompetenz von Betroffenen und Angehörigen.
- Sie unterstützen Initiative und Selbstständigkeit.
- Sie entlasten Angehörige.
- Sie helfen bei der Entwicklung von Perspektiven für das Leben mit dem Schlaganfall.

es oft eigene Gruppen. Genauso unterschiedlich sind auch die Aktivitäten der Gruppen.
Viele Selbsthilfegruppen, die in Verbänden organisiert sind, wenden sich mit ihren Problemen ganz bewusst an die Öffentlichkeit und können so als Patientengemeinschaft die Interessen der Mitglieder besser vertreten. Sie stellen sozusagen eine Interessenvertretung dar. Wichtige Ansprechpartner und Unterstützer sind die Stiftung Deutsche Schlaganfallhilfe und der Bundesverband für die Rehabilitation der Aphasiker. Adressen dazu finden Sie ab Seite 139.

Rehabilitationssport

Gesondert erwähnt werden muss der Rehabilitationssport. Der Sport hat nicht nur vorbeugenden Charakter, sondern fördert die soziale Integration und steigert die Lebensqualität, die ein wesentliches Element für eine gelungene Krankheitsbewältigung darstellt.

Mit und trotz Schlaganfall können eine Vielzahl von Sportarten betrieben werden: Skifahren und Klettern sind zweifellos eher selten, aber möglich! Es sollte hierbei allerdings zunächst die Hilfe eines erfahrenen Skilehrers oder Kletterlehrers in Anspruch genommen werden. Selbst Schwerstbetroffene können mit geeigneten Fahrrädern fahren.

Häufiger werden Gymnastik und Schwimmen, aber auch Spazierengehen insbesondere für Ältere empfohlen. Im Vordergrund sollte immer die Aufrechterhaltung von sozialer Integration und Teilhabe sowie persönlicher Zufriedenheit stehen.

Bei allen sportlichen Aktivitäten ist auf eine ausreichende Flüssigkeitszufuhr zu achten. Flüssigkeitsmangel entsteht im Körper bei Sport durch Schwitzen und Verdunstung. Eine bewusste Ergänzung ist umso wichtiger, als im Alter das Durstgefühl abnimmt. Jedermann sollte am Tag deshalb mindestens 1,5 Liter Flüssigkeit zu sich nehmen. Bei sportlichen Aktivitäten und hohen Außentemperaturen muss diese Menge entsprechend erhöht werden.

Bevor Sie mit einer Sportart beginnen, sollten Sie sich mit Ihrem Arzt besprechen.

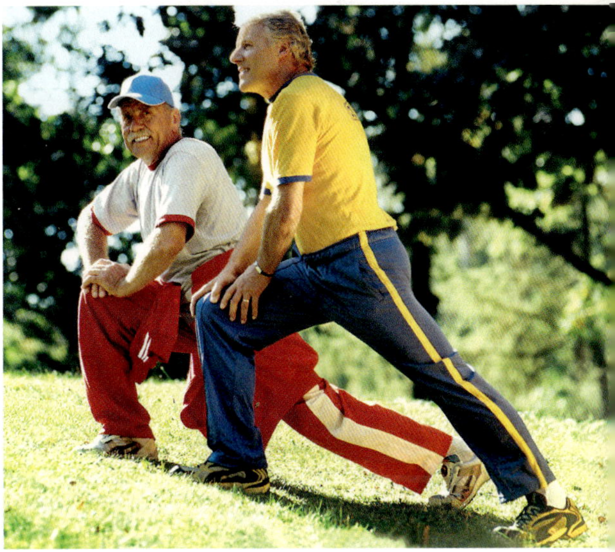

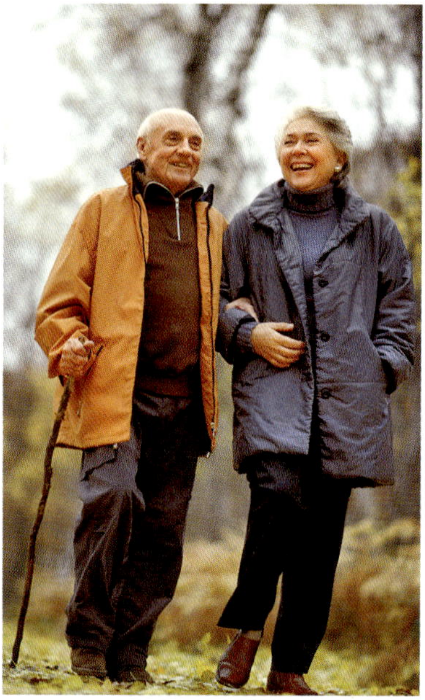

Bei Menschen, die nach einem Schlaganfall pflegebedürftig bleiben, kommt die Pflegeversicherung für verschiedene Leistungen auf.

Pflegeversicherung

Sollte in der Familie die Versorgung nicht gewährleistet sein, dann müssen oft externe Hilfen in Anspruch genommen werden. Sinnvoll kann es sein, eine behindertengerechte Wohnung zu suchen, ggf. im Rahmen des betreuten Wohnens. Ist eine ausreichende Selbstversorgung nicht möglich, muss der Betroffene in einem Pflegeheim untergebracht werden.

Ist der Betroffene pflegebedürftig, dann tritt die Pflegekasse bei der Gewährleistung der notwendigen Pflege in Funktion. Die Pflegekasse kommt für Leistungen auf, die sowohl im ambulanten als auch im stationären Bereich erbracht werden. Zudem kann der Betroffene selbst entscheiden, ob er von Pflegediensten oder von Angehörigen gepflegt werden möchte. In letzterem Fall erhalten die Angehörigen ein Pflegegeld. Da sich die Vorgaben und finanziellen Zahlungen ändern können, sollten Sie sich immer bei Ihrer Krankenkasse oder Ihrem behandelnden Arzt erkundigen.

Als pflegebedürftig gilt derjenige, der wegen einer körperlichen, geistigen oder seelischen Krankheit oder Behinderung für die gewöhnlichen und regelmäßig wiederkehrenden Verrichtungen im Ablauf des täglichen Lebens auf Dauer, mindestens aber für sechs Monate, in erheblichem oder höherem Maß der Hilfe bedarf. Zu den Verrichtungen des täglichen Lebens gehören neben den schon beschriebenen Tätigkeiten (siehe Seite 113) auch hauswirtschaftliche Arbeiten wie Einkaufen, Kochen, Putzen, Heizen usw.
Der Antrag für finanzielle Unterstützung wird vom Betroffenen bzw. seinem gesetzlichen Betreuer bei der zuständigen Pflegekasse gestellt. Die Einstufung erfolgt durch den Medizinischen Dienst der Pflegekasse in der Wohnung des Betroffenen. Hierbei sind vier Stufen vorgesehen.
Die Stufe 0 umfasst Hilfen unterhalb der Stufen I bis III. Die

Grundpflege beinhaltet die Hilfen bei den eigentlichen Aktivitäten des täglichen Lebens.

Pflegestufe I
Hilfebedarf für wenigstens zwei Verrichtungen in einem oder mehreren Bereichen der Grundpflege mindestens einmal täglich und zusätzlich mehrfach in der Woche bei der hauswirtschaftlichen Versorgung; durchschnittlich 90 Minuten am Tag, wobei mehr als 45 Minuten auf die Grundpflege entfallen müssen.

Pflegestufe II
Hilfebedarf mindestens dreimal täglich zu verschiedenen Tageszeiten bei der Grundpflege und zusätzlich mehrfach in der Woche bei der hauswirtschaftlichen Versorgung; durchschnittlich 180 Minuten am Tag, wobei mehr als 120 Minuten auf die Grundpflege entfallen müssen.

Pflegestufe III
Hilfebedarf bei der Grundpflege rund um die Uhr, auch nachts, und zusätzlich mehrfach in der Woche bei der hauswirtschaftlichen Versorgung; durchschnittlich 300 Minuten am Tag, wobei mehr als 240 Minuten auf die Grundpflege entfallen müssen.

Außerdem gibt es eine Härtefallregelung für Betroffene, deren Aufwand bei erheblich mehr als 300 Minuten pro Tag liegt.

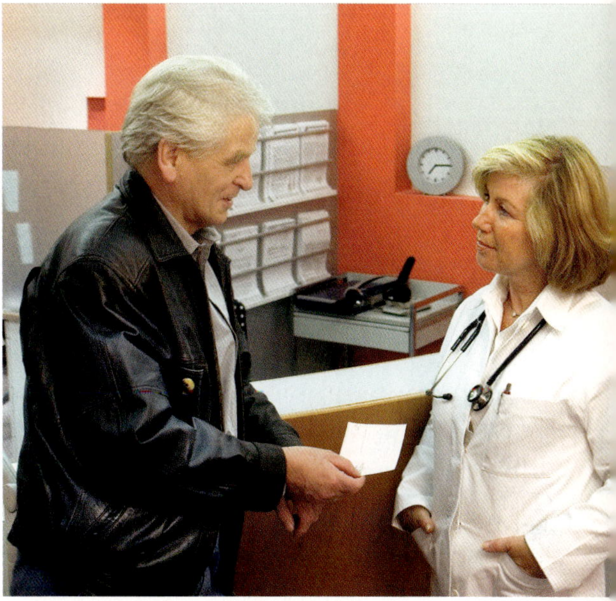

Die Pflegekasse gewährt darüber hinaus weitere unterschiedliche Hilfen:

- Pflegehilfsmittel: Bereitstellung von Hilfsmitteln zur Erleichterung der Pflege, zur Linderung von Beschwerden oder zum Zweck der selbstständigeren Lebensführung, soweit nicht die Krankenkassen diese schon zur Verfügung gestellt haben. Darunter fallen Leistungen für Verbrauchsgegenstände (z. B. Inkontinenzhilfen oder Einmalhandschuhe) und für größere Pflegehilfsmittel (spezielle Betten, Stehbretter etc.), die oft leihweise überlassen werden.
- Wohnraumanpassung: Unterstützung bei der Anpassung des Wohnumfelds mit geeigneten

Hilfsmitteln (Toilettensitzerhöhung, Badewannengriffe etc.) oder durch Umbau.

- Vertretungspflege, teilstationäre Pflege und Kurzzeitpflege: Unterstützung bei der Pflege im Falle einer Verhinderung der pflegenden Angehörigen. Die Pflege erfolgt ambulant und kann auch von Angehörigen wahrgenommen werden. Sollte die häusliche Betreuung dauerhaft nicht gewährleistet sein oder müssen die Pflegenden entlastet werden, kann eine teilstationäre Tages- oder Nachtpflege erfolgen. Schließlich kann auch eine Kurzzeitpflege stationär in Anspruch genommen werden, wenn die Angehörigen z. B. während eines Urlaubs verhindert sind.

Da sich die gesetzlichen Bestimmungen immer wieder ändern, sollten Sie sich bei Ihrem Arzt oder Ihrer Krankenkasse über die Pflegeversicherung informieren.

Betreuung

Nicht immer können Betroffene alle ihre Angelegenheiten selbst regeln. Für diese Fälle hat der Gesetzgeber im Betreuungsrecht die Institution des Betreuers geschaffen. Dieser soll in den Fällen dem Betroffenen zur Seite stehen, wenn dieser aufgrund seiner Krankheit oder der daraus entstehenden Behinderungen seine Angelegenheiten ganz oder teilweise nicht besorgen kann.

Auf Antrag des Betroffenen – in der Praxis aber nach Hinweis durch die behandelnden Ärzte – oder von Amts wegen bestellt das Vormundschaftsgericht (Teil des Amtsgerichts) einen Betreuer.
Die Feststellung der Betreuung durch das Gericht verlangt ein ärztliches Gutachten, wenn der Betreute nicht selbst den Antrag gestellt hat.
Der Betreute kann gegen eine Betreuung Widerspruch einlegen – die Betreuung bedeutet nicht die Entmündigung des Betreuten! Sie soll vielmehr eine Hilfe bei der Bewältigung von Tätigkeiten sein, die der Betroffene allein nicht ausführen kann. Die Betreuung wird vom Gericht auf bestimmte Bereiche eingeschränkt. Im Fall von Schlaganfallbetroffenen handelt es sich oft um sprachgestörte Menschen, die ihre Verwaltungsangelegenheiten nicht mehr allein ausüben können.

Vorsorgevollmacht

Die Betreuung kann ersetzt werden durch eine Vorsorgevollmacht, in der der Vollmachtgeber eine Person seines Vertrauens bestimmt, die an seiner Stelle rechtswirksame Geschäfte abwickeln kann, die auch medizinische Fragen umfassen. Das Gericht ist dann an den Bevollmächtigten gebunden und kann nur im Fall seiner Verhinderung eine andere Person zum Betreuer bestellen.

Weiterführende Informationen

Ein Schlaganfall bedeutet häufig, dass sich das Leben der Betroffenen von Grund auf ändert. Denn die bei vielen Menschen bleibenden Schädigungen haben oft tief greifende Folgen, mit denen man erst einmal zurechtkommen muss.
Damit Sie in dieser Situation, sowohl als persönlich Betroffener sowie als Angehöriger, nicht allein dastehen, finden Sie im Folgenden die Adressen von Fachgesellschaften, mit deren Hilfe Sie sich über neueste Erkenntnisse zum Thema Schlaganfall informieren, Selbsthilfegruppen in Wohnortnähe finden oder Informationsbroschüren beziehen können.

Adressen und Ansprechpartner

Stiftung Deutsche Schlaganfallhilfe
Carl-Bertelsmann-Str. 256
Postfach 104
33311 Gütersloh
Telefon 01805/093093
Fax 01805/094094
www.schlaganfall-hilfe.de

Stiftung Schlaganfall
Oberföhringer Straße 123
81925 München
Telefon 089/951023
Fax 089/9579158
info@stiftung-schlaganfall.de
www.stiftung-schlaganfall.de

Deutsche Schlaganfallgesellschaft
Reinhardstraße 1
10117 Berlin
www.dsg-info.de

NAKOS Nationale Kontakt- und Informationsstelle zur Anregung und Unterstützung von Selbsthilfegruppen
Wilmersdorfer Str. 39
10627 Berlin
Telefon 030/31018960
Fax 030/8934014
selbsthilfe@nakos.de
www.nakos.de

Bundesverband für die Rehabilitation der Aphasiker
Wenzelstraße 19
97084 Würzburg
Telefon 0931/2501300
Fax 0931/25013039
info@aphasiker.de
www.aphasiker.de

Schädel-Hirnpatienten in Not e.V. / Deutsche Wachkoma Gesellschaft
Bayreuther Straße 33
92224 Amberg
Telefon 09621/63666
Fax 09621/63663
schaedel-hirn@t-online.de
www.schaedel-hirnpatienten.de

Deutsche Gesellschaft für Ernährung e.V.
Godesberger Allee 18
53175 Bonn
Telefon 0228/3776600
www.dge.de

Lipid-Liga e.V.
Waldklausenweg 20
81377 München
Telefon 089/7191001
Fax 089/7142687
info@lipid-liga.de
www.lipid-liga.de

Deutsche Liga zur Bekämpfung des hohen Blutdrucks e.V.
Berliner Straße 46
69120 Heidelberg
Telefon 06221/411774
Fax 06221/402274
Hochdruckliga@t-online.de
www.paritaet.org/hochdruckliga

Schweizerische Arbeitsgemeinschaft für Aphasie
Zähringerstraße 19
CH-6003 Luzern
Telefon 041/2400583
Fax 041/2400754
info@aphasie.org
www.aphasie.org

Bundesverband für Rehabilitation und Interessenvertretung Behinderter e.V. (BDH)
Eifelstr. 7
D-53119 Bonn
Telefon 0228/969840
Fax 0228/9698499
www.bdh-reha.de

Deutsche Herzstiftung e.V.
Vogtstr. 50
60322 Frankfurt/M.
Telefon 069/9551280
Fax 069/955128313
info@herzstiftung.de
www.herzstiftung.de

Deutscher Diabetiker Bund e.V.
Goethestr. 27
34119 Kassel
Telefon 0561/7034770
Fax 0561/7034771
www.diabetikerbund.de

Deutscher Verband für Gesundheitssport und Sporttherapie e.V. (DVGS)
Vogelsanger Weg 48
50354 Hürth-Efferen
Telefon 02233/65017
Fax 02233/64561
www.dvgs.de

Glossar

Anamnese: Vorgeschichte einer Erkrankung. Bei einer Anamnese befragt der Arzt den Betroffenen u. a. zu aufgetretenen Symptomen, beruflicher Belastung, Lebensstil, familiärer Häufung bestimmter Krankheiten und Medikamenteneinnahme.

Aphasie: Sprachstörung durch Verlust der Regelkenntnisse der Sprache.

Apraxie: Störungen der motorischen Handlung, ohne dass Lähmungen vorliegen. Die Betroffenen können weder Werkzeuge gebrauchen noch Gesten benutzen.

Arterien: Schlagadern, die das sauerstoffreiche Blut vom Herzen zu den Organen und in die Peripherie transportieren.

Arteriosklerose: Erkrankung des Gefäßsystems durch Veränderungen der Gefäßwandstruktur mit Auflagerungen von Gewebe und Kalk.

Aktivitäten des täglichen Lebens (ATL): Grundlegende Alltagsfunktionen (Essen, Transfer vom Bett, Körperpflege, Toilettenbenutzung, Gesichtspflege, Blasenkontrolle, Darmkontrolle, Bewegung, Treppensteigen, An- und Ausziehen), deren Messung es ermöglicht, Menschen mit Behinderungen in verschiedene Pflegestufen einzuteilen und Fortschritte zu dokumentieren. Ein erweiterter Aktivitätenkatalog (instrumentelle Aktivitäten des täglichen Lebens) umfasst Fähigkeiten wie Telefonieren, Einkaufen, Haushalt führen, Benutzung öffentlicher Verkehrsmittel etc.

Barthel-Index: Verfahren zur Erfassung von Aktivitäten des täglichen Lebens.

Cholesterin: Wasserunlösliche Blutfette (Lipide), lebensnotwendiger Bestandteil aller Zellen. Der menschliche Körper nimmt Cholesterin über die Nahrung auf und produziert es in der Leber selbst. Ein zu hoher Cholesteringehalt im Blut verursacht die Arteriosklerose, schädigt die Blutgefäßwände und gilt als Risikofaktor für Herzinfarkt und Schlaganfall.

Computertomografie (CT): Untersuchungsverfahren mit Röntgenstrahlen.

Diabetes mellitus: Erbliche, chronisch verlaufende Stoffwechselerkrankung (Kohlenhydrat-, Fett- und Eiweißstoffwechsel). Der Körper produziert bei Diabetes zu wenig oder gar kein Insulin.

Depression: Traurigkeit mit Störung des Schlafs und anderer vegetativer Funktionen, Antriebsstörungen.

Dissektion: Einriss der inneren Arterienwand.

Dopplersonografie: Messverfahren mit Ultraschall zur Bestimmung der Flussgeschwindigkeiten in den Schädelarterien.

Fahreignung: Eignung zum Führen von Kraftfahrzeugen.

Foramen ovale: Schlaganfallursache, die durch eine Entwicklungsstörung des Herzens bedingt ist.

Gesichtsfeld: Bereich, den das ruhige Auge ohne Bewegung überblicken kann.

Halbseitenblindheit: Blindheit für eine Gesichtsfeldhälfte.

Hirnstamm: Teil des Gehirns vom verlängerten Rückenmark bis zum Thalamus.

Hirnhemisphären: Hirnhälften.

Hyperhomocysteinämie: Übernormale Konzentration des Homocysteins im Blut.

Hyperlipidämie: Übernormale Konzentration der Blutfette.

Hypertonie: Bluthochdruck.

Hypothalamus: Wichtiges Steuerzentrum im Gehirn, das die Funktionen des vegetativen Nervensystems und des Hormonsystems reguliert.

Kapillaren: Haargefäße, in denen der Stoffaustausch stattfindet.

Magnetresonanztomografie (MRT): Radiologisches Untersuchungsverfahren ohne Strahlenbelastung, das auf magnetischen Eigenschaften des Wassers beruht, die mittels starker Magnete untersucht werden können.

Neglect: Störung der Aufmerksamkeit für eine Raumhälfte.

Schlafapnoe-Syndrom: Vorübergehende Atemstillstände von zehn Sekunden Dauer und länger, die während des Schlafs auftreten.

Subarachnoidalblutung: Blutung aus einer Gefäßaussackung zwischen harter und weicher Hirnhaut.

Thalamus: Oberste Nervenzellansammlung des Hirnstamms, Schaltzentrale.

Thrombose: Verschluss von Blutgefäßen.

Transitorische ischämische Attacke (TIA): Vorübergehende Mangelversorgung des Gehirns mit neurologischen Ausfällen.

Vene: Blutader, die das sauerstoffarme Blut zum Herzen zurücktransportiert.

Bildnachweis

Wir bedanken uns bei allen Bildlieferanten, die uns durch die Bereitstellung von Abbildungen freundlicherweise unterstützt haben.

aboutpixel.de: Sven Barucha 55
Bilderbox: 80, 96, 121
djd/deutsche journalisten dienste: djd/OeKolp 10; djd/Schwarz Pharma Deutschland GmbH 30; djd/Lilly Deutschland 32; djd/Vertigoheel 34, 124; djd/Hotel Jungbrunn 40; djd/BioNemit 43; djd/Bodet & Horst 44; djd/KarstadtQuelle Versicherungen 48, 65; djd/pilzshopde 57; djd/Haas & Health Partner Public Relation GmbH 59; djd/Holzabsatzfonds 61; djd/Berufsverband Deutscher Präventologen 77; djd/Protina 133; djd 135; djd/MSD Sharp & Dohme 136
Fotolia.de: Sven Weber 49
5 am Tag: 54
Klosterfrau Gesundheitsdienst: 7 u., 75, 102
Lidman Production, Stockholm: 14, 22
mauritius images: 6 (3), 7 o., 8, 24, 46, 71, 87
Oppenauer, Doris: 15, 19, 26, 28, 35, 107, 114
Picture Alliance: picture-alliance/ZB 67, 83, 91, 95, 98, 112, 123; picture-alliance/dpa 68, 85, 105, 110, 115, 127; picture alliance 84; picture alliance/scanpix 90; picture alliance/KEYSTONE 108, 114, 117, 119
Pixelio.de: Michael König 72; Jens Rudloff, Schmalkalden (Thür.) 133
Rehaforum Medical: 128 (10)
Takeda Pharma: 37, 66, 69, 88, 100, 137
Treig, Thomas: 82, 118